松生恒夫

寿命の9割は腸で決まる

幻冬舎新書
481

はじめに

私は、消化器内科専門医として「便秘外来」の看板を掲げ、のべ4万名以上の方の大腸内視鏡検査をおこなってきました。この経験を通して実感するのは、便秘の解消はたんに便を自然に排泄させ排便回数を増やすことにとどまらず、腸そのものの健康を取り戻し、それによって体全体の健康をも取り戻していく、ということです。つまり腸の健康を維持することが、ひいては長寿につながっていく、ということなのです。

最近、書店に出かけると「いかに長生きするか」といったテーマの本が目につきます。しかし一番真剣に考えなければいけない問題は、「長生き」のみではなく、「いかに健康的に過ごす人生を手に入れるか」ではないでしょうか。健康な状態で長生きすること、つまり「健康長寿」こそ、これからの社会ではますます大切になっていくはずです。

「健康長寿」を念頭に置いたとき、腸をいたわり、腸に意識を向けた生活をすることには大きな意味があります。「腸の健康が大事なのはわかるけれど、『長寿につながる』とまでいうのは大袈裟じゃない？」と思う方がいるかもしれません。しかし、そんなことはありません。多くの病気の根本的な問題とアンチエイジングは、大腸と大きく関係しているからです。抗加齢学が専門の医師である後藤眞氏も、著書『老化は治せる』（集英社新書）のなかで、便秘が長寿の敵であることを指摘しています。

　詳しいメカニズムは本書で説明しますが、小腸は、ウイルスや細菌など外敵の侵入を防ぐリンパ球の宝庫です。体にあるリンパ球の6割は小腸にあるといわれていますから、小腸の機能が低下すれば全身の健康を守ることが難しくなります。

　そして、消化管には最近当たり前に耳にするようになった腸内フローラ（腸内細菌叢《そう》）という、免疫機能にかかわりがあるとされている10^{13}～10^{14}個ほどの細菌が棲んでいるといわれます。さらに小腸・大腸の腸管では多数の神経細胞が互いにネットワークを形成し、脳とも直結していることがわかってきました。

　つまり、健康な体の「土台」となる器官が、小腸や大腸なのです。
腸は全身のさまざまな部位との影響関係が大きいため、腸内環境が悪いと、実際、次に挙げるような疾患や症状を引き起こしやすくなります。糖尿病、慢性便秘症、メタボリックシンドロームなど代謝・内分泌に関わる疾患。潰瘍性大腸炎、クローン病などの自己免疫性疾患。うつ病などの精神神経疾患。悪性腫瘍（がん）。大腸炎。肝臓疾患（ASH、NASH）。動脈硬化症や心不全などの循環器疾患。頭痛や肩こり。ざっと挙げるだけでもさまざまな疾患があります。

寿命という観点でいうと、腸と関係するこれらの疾患にかかることで、具体的に何歳ぐらい寿命が変化するのかについて、データが揃っているわけではありません。しかし、一例を挙げると、糖尿病にかかる一因は腸内環境の悪化です。糖尿病患者の2001〜2010年における平均寿命は、男性で71・4歳、女性で75・1歳という明らかなデータが公表されています（中村二郎・愛知医大教授を代表とする研究チームによる全国調査の結果）。すなわち、糖尿病になると、日本人全体の平均寿命（2017年厚生労働省発表のもの）より男性が約9・6歳、女性が約12歳、寿命が短くなるといえるそうです。

さらに、がんは日本人の死亡原因の第1位ですが、がんのなかでも近年特に急増しているのが大腸がんです。最新のデータによると、がんによる死亡率を発生部位別に見た場合、大腸がんは女性で第1位、男性では第3位で、死因のなかでも上位にあります(厚生労働省「人口動態統計」より)。大腸がんはまさに、日本人にとって非常に身近ながんになっているのです。

こうした事実を知ると、腸の機能の衰えが、いかに体全体に悪い影響を与え、寿命にも関わってくるのかについて、真実味を覚えていただけるのではないでしょうか。機能が低下した大腸の状態を、私は「停滞腸」と名づけましたが、この「停滞腸」の解消こそ、長寿への大事な鍵となります。「停滞腸」のままでいることは、あたかも寿命を早送りし、健康寿命を縮めるようなものです。

腸(小腸・大腸)を健康にすることで、早送りされた寿命を巻き戻し、さらなる健康長寿へと導いていくために書いたのが、本書です。

本書では、腸(小腸・大腸)へのダメージが招く全身の不調(第1章)、だからこその「停滞腸」を解消する「大腸リセット」の重要性とその方法（第2章）、腸からのマイナス寿命を防ぐために具体的にやってはいけないこと（第3章）、腸から寿命を延ばす理想的な食生活（第4章）についてご紹介していきます。

「停滞腸」を解消し、本書に盛り込んだメソッドや食習慣・生活習慣を実行すれば、いまからでも寿命は巻き戻せます。

寿命の9割は腸で決まる／目次

編集協力　佐藤美奈子
イラスト　林けいか
DTP　美創

第1章

体の不調の原因の9割は腸（小腸・大腸）にあり！

パート1　全身の健康を守る腸のしくみと働き

命に関わる器官や臓器というと、まずは脳や心臓を思い浮かべる人が多いのではないでしょうか。確かに、脳や心臓がダメージを受けた場合の全身への影響は大きく、健康の維持のみならず生命の維持にも支障をきたしかねません。

その点、小腸・大腸の調子が少し悪いからといって、すぐに「命に関わる」とは、なかなか思えないはずです。しかし、「ビフィズス菌」とか「腸内フローラ」といった言葉が世に浸透するのと軌を一にするように、世の中の多くの人は、腸という器官の大切さにだんだん気づきはじめているように感じています。腸を専門にする医師としては、より多くの人に腸の大切さに気づいてもらえるのは喜ばしいことです。

しかしいっぽうで、私のクリニックにある「便秘外来」を受診する人は増え続けています。

本章では、腸がさまざまな病気と関係し、腸を健康に保つことが体全体の健康、ひいては健康長寿に直結することを述べますが、まずはその大事な器官である「腸」がどういう機能を持っているのかについて、よく知っていただきたいと思います。

小腸と大腸の配置

腸の健康をコントロールするためにも、腸自体をよく知ることが重要です。まずはその配置からです。

腸は、小腸と大腸で構成されています（小腸と大腸の役割は大きく異なるため、本書では「腸」とひとくくりにせずに「小腸」「大腸」と記しています）。小腸は、十二指腸・空腸・回腸に分かれます。大腸は結腸・直腸に分かれますが、結腸はさらに盲腸・上行《じょうこう》結腸・横行《おうこう》結腸・下行《かこう》結腸・S状結腸の5つに分けることができます（次ページ図）。

小腸は長さが5～7メートルもあり、大腸は1・5～2メートルで、人間の身長とほぼ同程度といわれています。そうして、大腸が小腸を取り囲むように配置されています。

ヒトの腸

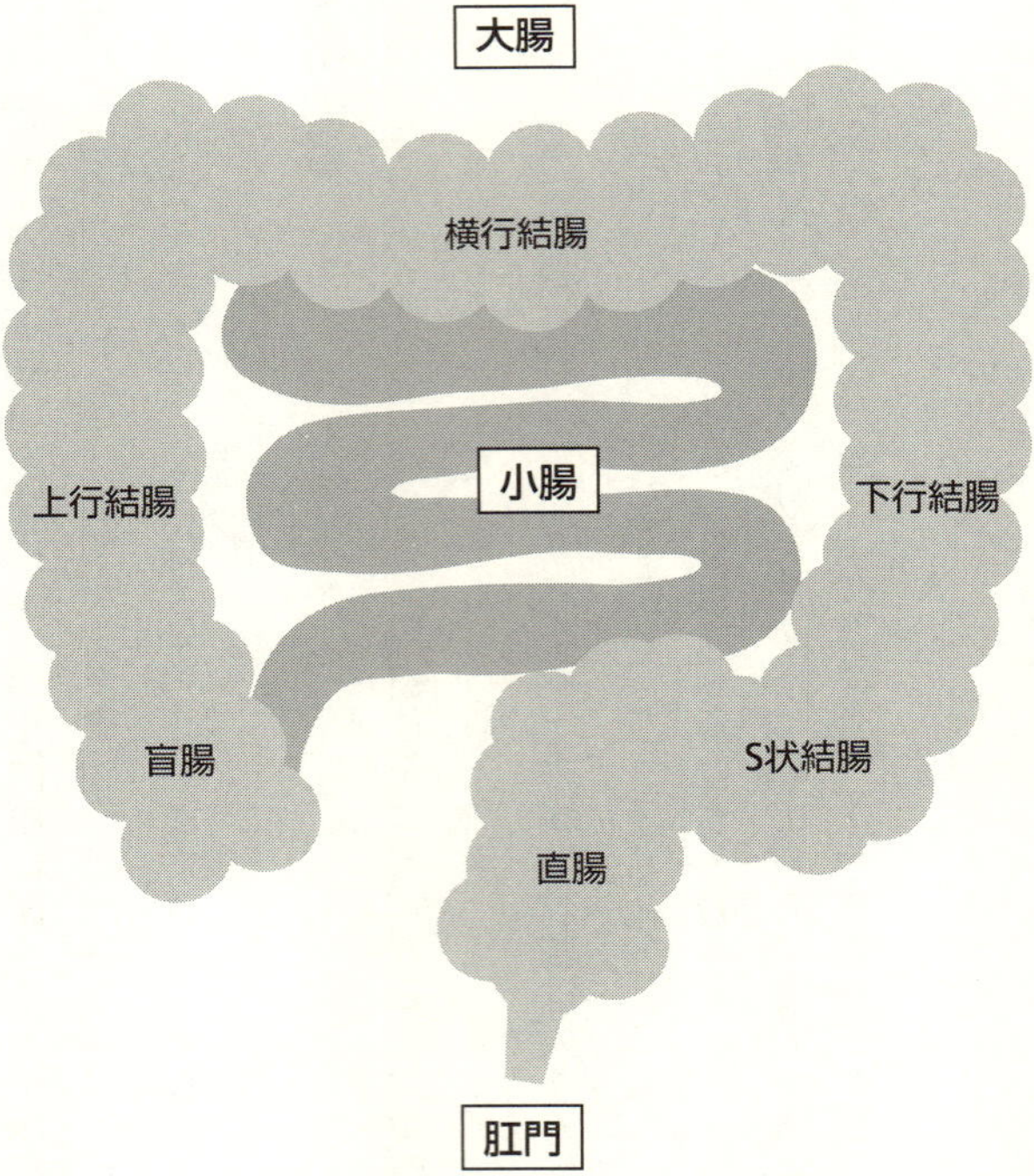

消化・吸収・排泄のしくみ

小腸と大腸の大切な機能は、次の4つ――消化、吸収、排泄、免疫――に大別されるのですが、まずは小腸での消化・吸収のしくみについて見てみましょう。

小腸では、胆汁や膵液《すいえき》などの消化酵素を使って、たんぱく質をアミノ酸に、糖質をブドウ糖に、脂質を脂肪酸などに分解します。そうやって分解された栄養素の約90％は、小腸で吸収されます。

小腸で栄養素が吸収されたあと、残りカス（食物残渣《ざんさ》）は大腸に運ばれます。この段階の残りカスはまだ水分をたくさん含んで、ドロドロした状態です。

それが上行結腸・横行結腸・下行結腸へと進むうちに水分が体内に吸収され、次第に固形の便になっていきます。そうして固形化された便はS状結腸で溜められ、翌朝の排便を待つことになります。

このように、食べ物が消化・吸収・排泄される過程では、たくさんの老廃物が発生します。消化管の一番下に位置する大腸には、食べ物の残りカスとともに腐敗菌なども集まってきます。大腸はそれら老廃物の処理もおこなうことになります。つまり大腸の重要な役目である排泄（排便）は、そのような老廃物を体外に出すことなのです。

もし大腸の働きが停滞したら（つまりこれが軽度なら停滞腸、重くなれば排泄障害＝便秘）、そうした老廃物が腸内に溜まることになり、後述するようなさまざまな全身の不調の原因をつくってしまうのです。

排泄――排便の3段階

排便が起こるには3つの段階がありますが、それを知っておくことは、便秘を防ぎ、腸をいたわる日常生活を送るのにも役立つはずです。

その3段階について、少し詳しくなりますが解説しましょう。

・第1段階……空っぽの胃に食べ物が入ると、胃・結腸反射が起こり、その刺激で下行結腸からS状結腸にかけて、強い収縮運動である大ぜん動が起こります。この大ぜん動により、結腸に溜まっていた便は直腸内に移動します。

大ぜん動は、食べ物や水分の摂取によって1日に1〜3回起こりますが、特に朝食後約1時間のあいだに起こりやすく、10〜30分しか持続しません。次に起こるのは半日後から1日後ですから、この機会を失うと便秘の原因をつくることになります。したがって、朝食を摂らないと大ぜん動が起こらず、便秘になりやすくなるというわけです。朝食抜きダイエットなどとんでもない、という理由がおわかりいただけるでしょう。

大ぜん動は、自律神経（24ページの「自律神経とは」参照）と、胃・小腸・結腸・直腸などの周囲に約1億個もある神経細胞（腸管神経叢）との連携プレイによって起こります。

・**第2段階**……直腸に便が入り込むと、便意が起こります。つまり、直腸にたどり着いた便が直腸の壁を膨らませ、そのことによる刺激が脳に伝わることで、便意は引き起こされるのです。同時に腹筋の収縮も始まります。

便意とは、臓器が発する生存にとって大事なメッセージを感じ取る「内臓感覚」（55ページ参照）のひとつです。この便意が、長年下剤を使ったり、便意を我慢したりしていると消失することがあります。自然な便意が消失すると、下剤を服用せず自力で排便することが難しくなってしまいます。

・**第3段階**……直腸と肛門には、「内括約筋」と「外括約筋」という2つの筋肉があります。わざわざ意識しなくても、内括約筋がいつも肛門を締めてくれているので、普段、便が自然に漏れてくることはありません。

いっぽう外括約筋は、自分の意思で肛門を締めたりゆるめたりすることができる筋肉です。便意が起こり、肛門の内括約筋や恥骨直腸筋が反射的にゆるんだあと、自らの意思で外括約筋をゆるめることで、肛門から便が排出されます。

自律神経とは

ここで少し脇道にそれますが、何度か出てきた「自律神経」がどういうものかについて解説をしておきます。自律神経は腸の働きにも大いに関係しているからです。

自律神経とは、自分の意思とは関係なく働き、体を構成する約60兆個といわれている細胞をコントロールしている神経です。自律神経には交感神経と副交感神経があり、両者が互いにバランスをとりながら、呼吸、血流、体温などを適切に調整し、体調を整えています。

交感神経は、主に昼間の活動に対して影響力を持つ神経です。交感神経が優位になることでアドレナリンという神経伝達物質が分泌され、心拍を速める、血圧を上げる、呼吸を速くするなど、体と脳を「アクティブモード」にします。

いっぽう副交感神経は、主に休息時や食事のときに影響力を持つ神経です。副交感神経が優位になると、アセチルコリンという神経伝達物質が分泌され、心拍を遅くする、血圧を下げる、呼吸を遅くするなど、体と脳を「リラックスモード」にします。鎮静・落ち着きを司るのが、この副交感神経です。

自律神経で大切なのは、両者のバランスがとれていることです。仕事などでストレスが溜まって「アクティブモード」ばかりが続いても良くないし、逆にのんびりダラダラしすぎて「リラックスモード」が過剰になっても問題です。

病気にならない体づくりの決め手ともいえるのが自律神経ですが、胃や腸など消化管の働きとも深い関係があります。消化管は副交感神経が活性化することで消化・排泄が促されます。前述の「大ぜん動」は、まさにこの副交感神経が優位に働くことで起こるのです。

さらに腸（小腸・大腸）は、腸管神経叢と自律神経の2つの神経の二重支配を受けているのです。

体のなかで最大の免疫機能を持つ小腸

小腸が備える働きとして忘れてはいけないものに、免疫力があります。

体の外の世界は、多くのウイルスや細菌、病原菌などであふれています。食事や呼吸をすると、食べ物や水、空気などと一緒に、それらの病原菌やウイルスなども小腸のなかに侵入してくるのです。

そのため、小腸は体のなかで最大の免疫機能を備えて、口から入ったさまざまな病原菌などから体を守ってくれているのです。たとえば白血球の一種で、免疫を担当するリンパ球という細胞は、病原菌の毒素を中和する「抗体」という物質をつくっています。

このリンパ球の60％以上が腸（特に小腸）の腸管粘膜に集中していることがわかっています。腸に特有のリンパ組織は「腸管関連リンパ組織（GALT）」と呼ばれ、その容積は腸の約4分の1を占めているといわれます。

つまり、体が病原菌に負けない抵抗力を持つかどうかは、小腸が鍵を握っているといえるのです。

腸全体の働きについてまとめると、小腸の働きは主に消化・吸収、免疫、大腸の働きは水分の一部の吸収と残渣の排泄および免疫の一部、ということになります。

腸内フローラ＝腸内環境ではない

腸全体の機能を知るためには、「腸内フローラ」と「腸内環境」についての知識を整理しておくことも大切です。

最近、「腸内フローラ（腸内細菌叢、腸内常在微生物叢ともいう）」という言葉を本当によく耳にするようになりました。腸内フローラとは腸内環境のことであるとする本や雑誌の記述も多いのですが、これは正確ではありません。

「腸内フローラ」と「腸内環境」を混同しないように、まずはそれぞれの関係について説明しましょう。

腸内環境は、①食事、②腸管機能、③腸内フローラの3つの要素で構成されます。つまり腸内フローラは、腸内環境をつくっている要素のひとつであり、腸内環境そのものではないのです。

大腸の壁の内側にはとてもたくさんの襞があります。襞のなかには100種類、10^{13}〜10^{14}個ともいわれる腸内細菌が棲みつき、フローラ（細菌叢）という群れをつくっています（腸内細菌がいるのは主に大腸ですが、小腸にも少数ながら棲みついています）。

腸内細菌は、人が食べた食事の栄養分をもとに、発酵して増殖します。発酵とは、微生物がエネルギーを獲得するために有機化合物を分解し、アルコールや二酸化炭素などをつくっていく過程のことです。すなわち、腸内細菌が増殖することで、腸内ではさまざまな代謝物がつくられるのですが、その代表的なものが「おなら」です。「おなら」のもとは、腸内細菌が発酵によってつくり出したガスや悪臭成分です。

また腸内細菌は、食物繊維の一部を短鎖脂肪酸（特に酪酸）という物質に変え、大腸の粘膜上皮細胞のエネルギーとします。その働きによって、外部から侵入した病原菌が腸内で増えるのを防止し、感染防御の役割も果たしているのです。つまり腸内細菌は、腸が持つ免疫機能とも大いに関係しています。

なお、腸内細菌は、善玉菌（ビフィズス菌や乳酸菌など）・悪玉菌（ウェルシュ菌など）・善悪どちらにもなる日和見菌（大腸菌など）の3つに分けることができます。善玉菌と悪玉菌は絶えず勢力争いをしていて、食事内容やストレスなどちょっとした健康状態のバランスの変化によって善玉菌が優勢になったり、悪玉菌が優勢になったりします。

大腸のなかで善玉菌が優勢になると、食物繊維を分解してつくられる短鎖脂肪酸（酪酸、酢酸など）が増加して腸内が酸性に傾き、結果として善玉菌が棲みやすく、悪玉菌が棲みにくい環境が生まれます。したがって善玉菌の増加により腸のぜん動運動が活発になり、ビタミンが合成されやすくなったり、さらには免疫力が高まったりする可能性もあります。その結果、全身の健康状態が良くなるわけです。

しかし悪玉菌が多くなると、腸のぜん動運動が弱くなります。すると腸の内容物が腐敗しやすくなり、毒素や発がん物質がつくられる可能性が高まることなどが指摘されています。

乳酸菌や食物繊維の多い食事、リラックスした精神状態、適度な運動、病気にかかっていない健康な状態が善玉菌を増やすといわれます。反対に、肉類や脂肪の多い食事、ストレスに満ちた生活、睡眠不足、風邪などの病気は悪玉菌を増やしてしまいます。

「腸は第2の脳」

腸は「セカンド・ブレイン（第2の脳）」と呼ばれることがあります。この「セカンド・ブレイン」とは、アメリカのコロンビア大学医学部の解剖・細胞生物学教授であるマイケル・D・ガーション教授によって命名されました。

小腸・大腸を合わせた腸には、脳と同様に神経系、内分泌系などが存在し、脳の神経細胞数約150億個と比較すれば少ないものの、脳に次いで神経細胞数が1億個と2番目に多いので、ガーション教授は、腸は「セカンド・ブレイン（第2の脳）」だとしたのです。

普通、筋肉などの動きは脳からの指令を受けて可能になります。また腸以外の臓器の反射運動には脊髄（背骨のなかにある中枢神経の一部）が関係していて、中枢神経系から指示が出ることで動いています。ところが腸の神経細胞は、脳や脊髄からの命令を受けずに、臓器を動かすことができるのです。

腸の神経細胞の働きとは、先に紹介した大ぜん動以外にも小腸の分節運動（一定間隔で腸管が収縮しくびれる動き）、便意を起こすこと、食べ物を分解・消化し必要な酵素やホルモン（体内の組織や器官の活動を調節する物質）の分泌を促す働きなどがあります。

ところで夜、寝る2〜3時間前までに食事をすれば、食べたものは小腸のなかで消化・吸収され、翌朝には大腸まで運ばれて排泄の準備が整えられます。これはモチリンというホルモンが夜のうちに消化管を動かして準備しているのです。

モチリンは、十二指腸で分泌されるホルモンで、胃のなかが空のときやリラックスした状態のとき、睡眠中によく分泌されます。

モチリンが分泌されると、腸管全体に「空腹時収縮」という収縮が起こります。それと同時に、モチリンは消化酵素や消化管ホルモンの分泌を促して、消化管の内部をきれいに掃除してくれるのです。

モチリンの分泌を良くするために、寝る2～3時間前には食事を終え、胃や十二指腸を空にすることが重要なのです。

脳との連携

消化・吸収や排泄、免疫といった機能のほかに、腸が果たす役割としてとても大きなものに、「脳との連携」があります。

腸（小腸・大腸）には独自の神経ネットワークがあるわけですが、同時に、腸は脳と約2000本の神経線維でつながって連携プレイもしています。つまり、独自のネットワークがあるからといって、腸（小腸・大腸）の機能低下は脳とまったく無関係に起こるわけではないのです。

ストレスが原因で下痢や便秘になることがありますね。これも腸と脳に関わりがあるためです。たとえば家のトイレでは気持ち良く排便できるのに、学校や会社、宿泊先などでは緊張してうまく排便できないという経験は誰もがあると思います。こういうケースは、自律神経のうち交感神経が緊張して、副交感神経の働きが抑えられるために起こるのです。

さらに「うつ病」との関係を考えるうえでも、この腸と脳との連携プレイが大きく関係してきます（50ページ参照）。

腸のぜん動運動は、副交感神経が優位なとき――つまりリラックスしたとき――に活発になります。たとえば朝の空腹時に冷たい水を飲むと、お腹の音がする感覚（腸管が動いている感じ）があるものですが、胃に水が入って起こる胃・結腸反射が、腸管のぜん動運動を引き起こしているためと考えられます。こういうときは、自律神経のうち副交感神経が優位に働いているのです。

パート2 あんな不調、こんな不調、全部「停滞腸」のせいです！

「腸（小腸・大腸）」の大切な機能については一通りわかっていただけたと思いますの

で、次に、腸がさまざまな不調や病気と関係していることについて、具体的に説明していきます。

「停滞腸」の怖さ――さまざまな不調をつくり出す「停滞腸」

機能が低下した大腸の状態を、本書では「停滞腸」と呼びます。

「停滞腸」の人は、いきなり便秘にはならなくても、排泄する力が弱ってきます。そして、大腸内に老廃物が溜まりやすくなります。老廃物には、食品添加物や残留農薬、汚染物質など体外から侵入するものや、食物残渣などが長時間、体内にとどまることによって発生するものなどがあります。健康な腸では、こうした老廃物は、便と一緒に体外に排出されますが、「停滞腸」の人は、有害な老廃物を大腸内に溜め込むこととなるのです。このような人たちの大腸を大腸内視鏡で見ると、健康な腸のように脈うっておらず、働きが鈍かったり、動きがほとんど止まっていたりします。

「停滞腸」でお腹に張り（腹部膨満感）を覚え、下腹部がポッコリ出てくるような場合、多い人で2～3リットル（1リットルのペットボトル2～3本分）ものガスがお腹に溜まっていると考えられます。自然にしていても大腸のガスは毎日2〜3リットル排泄されるのですが、便で腸管内のガスの移動が妨げられることでガスが腸内に溜まってしまうというわけです。これだけ溜まれば、大腸内のガスが胃を圧迫するため、当然、腸の不快感だけでなく胸やけやげっぷ、吐き気、痛みなど胃の不調も生じさせます。お腹のガスなどによって腹圧が上昇し、逆流性食道炎（胃酸などが食道に逆流して食道の粘膜に炎症を引き起こす病気）を起こしているケースもあります。

加えて、大腸に滞った老廃物がインドールやスカトール、アセトン体、アンモニアなどの有害物質を発生させ、それが血液を介して全身にまわっていくと、肌荒れが出る、口臭・体臭が強くなる、頭痛や肩こり、むくみ、疲れやすさ、だるさなど、さまざまな症状を招くことにもなります。症状とはいえないまでも、新陳代謝の低下によって脂肪が燃焼しにくくなり、太りやすくなるケースもあります。

そうして最終的には、腸そのものの不調として便秘（慢性便秘症）が起こってきますが、便秘になることでさらに「停滞腸」の状態が悪化し、腸以外で生じていたさまざまな不調にも悪影響を及ぼし、相互の関係が悪循環するようになります。

「停滞腸」によって全身に引き起こされる不調とその原因について、整理してみます。

「停滞腸」による不調とその原因

・腹部膨満感、大腸憩室症

【原因：有害物質が出すガスによって腸の内圧が高まり、腸壁の一部が風船のように膨らむ、またそのガスが排出されにくくなる】

・肌荒れ

【原因：便秘が続くことでインドール、スカトール、アセトン体などの有害物質が発生し、皮膚に悪影響を与える】

・体臭

【原因：有害物質、特にアセトン体が影響する】

・肥満

【原因：有害物質により新陳代謝が低下し、脂肪が燃焼しにくくなる】

・冷え、頭痛、肩こり、疲れやすさ、だるさ

【原因：有害物質により新陳代謝が低下し、細胞の活動が弱まったり血流が悪くなったりする】

・胃炎、逆流性食道炎

【原因：横行結腸に溜まったガスが胃を押し上げる】

右に挙げたさまざまな不調のゴールとして便秘が起きることもあれば、「停滞腸」で便秘に陥ることが原因で右に挙げた不調が起こることもあります。

大腸の働きが弱まり、有害物質まで発生して便秘になるわけですが、それならば「下剤で便を出せばいい」と思う人がいるかもしれません。しかし下剤で排便しても、「停滞腸」は良くなるどころか、むしろ悪くなることすらあります。下剤のなかには、長期間服用することで大腸の働きに悪影響を与えるものもあるからです。

私のクリニックを訪れる患者さんには、下剤（特にセンナ、アロエ、大黄を含有しているアントラキノン系下剤）に頼ったことで便秘の症状をますます悪化させた人たちが多くいます。

大腸内視鏡検査をおこなうと、大腸内が真っ黒になってしまっている方がいます。これは、大腸黒皮症といって下剤・便秘薬に含まれる成分によって色素沈着がおこっているのです。黒くなっているのは下剤・便秘薬に依存しているサインなので、注意してください。

なかには20年来便秘で悩み、クリニックにやってきた時点ではアントラキノン系下剤を1日20〜50錠のペースで毎日服用していた人もいました。この方の下剤服用量は通常の10倍以上にもなり、明らかに「下剤依存症」になっていました。このような状態になると、食事や生活に工夫を加えるだけで便秘が解消の方向に向かうことは、まずありません。

たんなる便秘と思ったら……大腸がんの疑いも？

平成28年度の国民生活基礎調査を見てみると、便秘を認めた人の数が人口1000人あたり女性で45・7人、男性で24・5人となっています。同様の調査による、便秘を自覚する人は、1998年以降、総じて増加傾向にあります。私のクリニックにある「便秘外来」を受診する人も、年々増えています。

ここで気をつけなければいけないのが、たんなる便秘だと思っていたら、ほかの大腸の病気が潜んでいる場合です。潰瘍性大腸炎（44ページ参照）なども問題ですが、なかでも特に問題になるのが、大腸がんです。

直近1か月程度のあいだに始まった便秘は、特に注意を要します。というのは、大腸にがんができているために腸管内が狭くなり、排便が困難になることがあるからです。

私のクリニックでは、何となく大腸の状態がおかしいという主訴で来院した方で、大腸がんであるとわかった人が複数います。急に排便の状況がおかしくなったと感じた場合は、消化器病の専門医のもとで大腸内視鏡検査を受けるべきです。

さらに別の観点から一言つけ加えておくと、たとえば大腸がんについては、大腸内視鏡検査などの進歩により、がんになったあとの5年生存率、10年生存率は近年、ともに上がっています。これは、がんでも早期に発見し治療することで寿命をほぼまっとうできることを示しています。そのような早期発見・治療のためにも大腸内視鏡検査を受けることの重要性が浮かび上がります。大腸内視鏡検査を受けることで結果的に寿命が延びる、といっても過言ではありません。大腸内視鏡検査が受けられるお勧めの施設・病院については121ページでご紹介しています。

パート3　腸内環境悪化が引き起こす疾患

「停滞腸」は大腸がんのリスクを高めるということにとどまらず、全身の免疫力も下がってしまう可能性が大きくなります。したがって腸の病気に限らず、さまざまな病気にかかりやすくなっていきます。腸内環境悪化（腸内フローラのアンバランスを含む）が原因と考えられる疾患の主なものについて、紹介します。

アレルギー症状

現在、日本人の3人に1人は花粉症やアトピー性皮膚炎などのアレルギー症状に悩んでいるといわれています。そして、アレルギー症状と腸内細菌の関係が深いことが判明してきました。

アレルギー症状は、本来なら私たちの体を外部の病原菌から守る免疫の働きが過敏になることによって起こります。近年になり、アレルギー疾患にかかっている患者さんの多くは、アレルギー症状が出る前から、腸内の悪玉菌の優勢な人であることがわかってきたのです。いっぽう善玉菌の多い人は、アレルギー疾患にかかりにくいという報告もあります。

糖尿病

血糖のコントロールと腸内細菌のあいだに関連があることが、米イリノイ大学による調査で示されています(2015年3月)。血糖コントロールに関与している腸内細菌の固有名までは特定されなかったものの、「腸内フローラを改善することで血糖値が改善する可能性」については確認されたのです。

調査は、糖尿病発症リスクの高い45〜75歳の男性116名を対象としたもので、1年間の追跡を通して血糖コントロールの推移を追跡しました。

被験者に糖負荷試験（一定量のブドウ糖水溶液を飲んだ結果、血糖値がどのように推移するかを見る試験。空腹時の血糖値も踏まえる）をおこない、血糖の状態ごとに次の4つ――①血糖コントロールが徐々に改善、②血糖値がずっと正常、③血糖コントロールが徐々に悪化、④（空腹時も）血糖値がずっと高い――のグループに分類しました。

その後、被験者の便から腸内フローラの状態を調べると、血糖コントロールの良い①、②では腸内細菌が多く、代謝や免疫機能を高める善玉菌も多いことがわかりました。

それに対して、血糖コントロールが良くない③、④では、腸内で善玉菌が少なく、悪玉菌が増えていることが確認されたのです。

また、順天堂大学大学院医学研究科・代謝内分泌内科学の研究チームにより、2型糖尿病の患者さんは腸内フローラのバランスが乱れやすいという研究も発表されています（2014年6月）。2型糖尿病とは、遺伝的・体質的に糖尿病になりやすい人が、ストレスや肥満などをきっかけに発症する糖尿病のことで、中高年に多く見られます。

メカニズムはこうです。糖尿病の人はインスリン抵抗性（インスリンが体のなかで効きにくい）の状態にあるのですが、血液中で引き起こされる炎症が、このインスリン抵抗性の状態をつくっている可能性があり、さらにその血液中の炎症は、腸内フローラの乱れが原因である可能性があるのです。２型糖尿病の患者さんの血液から、腸内にしかいないはずの腸内細菌が検出されたことで、その可能性が指摘されました。

つまり、インスリン抵抗性の原因には、ストレスや肥満、運動不足などのほかに腸内フローラのバランスの乱れがあるということです。逆にいうと、腸内環境を改善することで、２型糖尿病に伴うインスリン抵抗性を改善できるようになるかもしれません。

さらに、これは男性についてのみいえることですが、インスリンが過剰に分泌されると、大腸がんにかかるリスクが最大３・２倍に高まるという報告があります（厚生労働省研究班「多目的コホート研究（ＪＰＨＣ研究）」、主任研究者・津金昌一郎国立がんセンター予防研究部長、２００７年）。糖尿病の人は、インスリン抵抗性による高血糖を抑えるために、インスリンが過剰に分泌されることが多いのですが、そのことが大腸がん発症のリスクを高めてしまう、ということです。

糖尿病改善の鍵のひとつは、確実に腸内フローラが握っているのです。

糖尿病にならないことで寿命が約10年延びる？

「はじめに」で簡単に触れましたが、腸（小腸・大腸）と関係しているさまざまな疾患にかかることで、実際に寿命がどのくらい影響を受けるのかについては、具体的なデータがあるわけではありません。しかし糖尿病にかんしては、寿命についてのデータが明らかになっています。

すなわち、２００１〜２０１０年の10年間における日本人の糖尿病患者の平均寿命は、男性が71・４歳、女性が75・１歳です（中村二郎・愛知医大教授〔糖尿病内科〕を代表とする研究チームによる全国調査の結果。医学誌「Journal of Diabetes Investigation」２０１７年）。

厚生労働省発表の日本人の平均寿命（最新）は男性が80・９８歳、女性が87・１４歳ですから、糖尿病になると、日本人全体の平均寿命よりも男性が約９・６歳、女性が約12歳、寿命が短くなるといえるわけです。

潰瘍性大腸炎

炎症性腸疾患である潰瘍性大腸炎とは、大腸に糜爛《びらん》や潰瘍ができる炎症性の疾患です。症状としては発熱や下痢、血便、貧血などが起こり、厚生労働省により特定疾患（原因不明で治療法が未確立の疾患）に指定されています。

この病気の患者さんは10代後半から30代の人に多く、発症のピークは男性20〜24歳、女性25〜29歳ですが、70〜80代の高齢者も発症します。ここ数十年における患者数の増加は目を見張るものがあり、罹患数は、１９６０年代には７００名に満たなかったのが、２０１７年１月の段階では約22万４０００名といわれています。この数値はアメリカに次いで世界第２位です。さらに、もうひとつの難治性炎症性腸疾患であるクローン病にかかっている人も60年代には約３００名だったのが、いまは約７万名で、両者ともに患者数は増加の一途をたどっているのです。

潰瘍性大腸炎は自己免疫疾患であるとされていますが、近年、腸内細菌の関与に焦点が当てられ、腸内フローラの改善が症状を緩和させるという説も存在します。ただ、原因は不明です。潰瘍性大腸炎の場合、病気の原因は特定できていないものの、遺伝というより腸管免疫の異常が大きく関係している可能性があるのです。

動脈硬化（心臓疾患や脳血管疾患も含む）

動脈硬化とは、動脈にコレステロールや中性脂肪などが溜まることで、血管が硬くなった状態を指します。動脈硬化を予防しなければいけない何よりの理由は、動脈硬化が心筋梗塞などの心疾患や脳卒中などの脳血管疾患など、命に関わる病気の原因となるからです。

意外に思われるかもしれませんが、この動脈硬化の原因となる「トリメチルアミンオキシド」という物質を、腸内細菌がつくっていることがわかっています。

腸内細菌（特に悪玉菌）は、赤身肉や卵に含まれる栄養素（「カルニチン」や「コリン」）をもとに「トリメチルアミン」をつくっているといわれます。そして腸内でつくられた「トリメチルアミン」は腸壁から血管へ吸収され、さらに血管から肝臓へ運ばれます。「トリメチルアミン」は、肝臓で「トリメチルアミンオキシド」という物質に変換され、これが動脈硬化の原因になっていくのです。

動脈硬化の予防を考えるならば、この「トリメチルアミンオキシド」がつくられないようにすればいいわけですが、アメリカの医療機関「クリーブランドクリニック」で、

「トリメチルアミン」をつくる悪玉菌の働きを抑える、3,3－ジメチル－1－ブタノール（DMB）という物質が発見されました。

さらに、このDMBを飲むことで動脈硬化が予防できることが、マウスを使った実験により示されたのです（科学雑誌「Cell」、2015年）。つまり、悪玉菌の働きを抑えられれば、動脈硬化を予防できることになります。なお、DMBは、赤ワインやオリーブオイル（第4章参照）に豊富に含まれています。

大腸がん

がんは日本人の死亡原因の第1位ですが、がんのなかでも近年特に急増しているのが大腸がんです。がんの発生部位別に見た性・年次別年齢調整死亡率（2015年度、人口10万対）を見ると、大腸がんは女性で第1位、男性では第3位で、死因のなかでもトップクラスにあります（厚生労働省「人口動態統計」より）。大腸がんはまさに、日本人にとって非常に身近ながんになっているのです。

大腸がんを引き起こす原因は、特定されるに至っていませんが、赤身肉、加工肉、脂肪や乳製品の過剰摂取、運動不足などの要素は原因のひとつとして指摘されています。便秘についても明らかな見解は出ていないものの、原因のひとつである可能性がありま す。なぜなら、大腸がんは、S状結腸や直腸に非常に多く見られるからです。S状結腸や直腸は便が溜まりやすい場所ですから、ここに便が溜まっている状態、つまり便秘になっている期間が長いほど、がんのリスクは高まるのです。実際、私が以前勤務していた病院で調査したところ、大腸がんの患者さんのがん発生部位は、約70％が直腸とS状結腸に集中していました。

こんな事実もあります。食べたものの消化や吸収のために肝臓から分泌される消化液である「胆汁酸」が腸に送られたあと、「胆汁酸」からつくられるものが「二次胆汁酸」ですが、この「二次胆汁酸」という物質が大腸がんの発生を促進する因子であることが知られています。「二次胆汁酸」は、便秘になると濃度が濃くなることが明らかになっているのです。

最近は、腸内フローラから大腸がんにアプローチする研究も進んでいます。

大腸がんの人の腸内フローラでは、正常な人のそれに比べてある種の腸内細菌が多いことがわかってきました。また、それらの腸内細菌がどのように大腸がんを引き起こすかも明らかになってきています。

いくつかの病原性大腸菌（これらも腸内細菌です）が大腸のがん組織で多く見つかるという報告は以前からありましたが、さらに研究が進み、DNAにダメージを与えてがんを引き起こすたんぱく質を合成する能力が大腸菌にあることが判明したのです。ダメージを与えるきっかけは、炎症によりつくられます。この炎症は、潰瘍性大腸炎の炎症が持続して、その結果大腸がんが発症することとも関与しています。

つまり、炎症によって腸内細菌のバランスが変化し、腸の粘膜にがん化を促進するような特定の腸内細菌（大腸菌など）が増えることで大腸がんを発症する可能性が示されたわけです。やはり腸内フローラのバランスを保つことは、大腸がん予防のためにも大切になってきたといえるでしょう。

少し脇道にそれますが、大腸がんには、多くはないものの遺伝性のものもあるので、注意が必要です。リンチ症候群という大腸がんのことです。

ここでは詳述しませんが、親族のなかに50歳未満で大腸がんになった人がいる人は念のためリンチ症候群を疑ってみてください。発症年齢が男性より低い傾向にある女性の場合は特に、通常より早めに大腸内視鏡検査を受けることをお勧めします。

うつ病

「停滞腸」がどうしてうつ病と関係するの？　と思う人は多いはずです。腸と脳とのみごとな連携プレイについては先に述べましたが（32ページ参照）、腸の異常は脳に、脳の異常は腸に影響を及ぼしています。

腸と自律神経および腸管神経叢と脳とは大きく関連していて、現在では「脳腸相関」というほど、腸と脳の密接な関係がわかってきました。

うつ病の患者さんのなかには消化器系の不調、特に便秘を訴える患者さんが多くいます。また、うつ病の人が治療薬として抗うつ剤を服用すると、抗うつ剤の副作用として便秘やその傾向が現れやすくなります。こうしたことは脳と腸が密接に結びついていることを示しており、脳腸相関を示す一例としてよく取り上げられます。

また、便秘は、精神的悪循環と身体的悪循環の2つが重なり合い、交互に悪影響を及ぼしていることも指摘されています。脳から腸、腸から脳へという負の連鎖が便秘を悪化させていくというわけです。

このような脳腸相関でキーワードとなるのが、やはり腸内フローラです。うつ病の患者さんには便秘の人が多いことから、腸内環境との因果関係が探られてきましたが、米バージニア大学の研究者チームやスウェーデンのカロリンスカ研究所によるマウスを使った実験で、腸内細菌の重要性が確認されたのです。

バージニア大学の実験では、まず実験の前後でマウスの糞を遺伝子解析にかけ、腸内細菌の種類や量を調査しました。すると、ストレスが加わることによって、マウスの腸でいわゆる「善玉菌」の量がひどく減少したのです。さらに、ストレス状態にあるマウスのエサに少量の善玉菌を入れることで次第に症状が回復し、こうした変化は継続した実験でも一貫して確認できたといいます（「ネイチャー・サイエンティフィックレポート」、2017年）。

私はさらに、植物性乳酸菌のラブレ菌の摂取により不安の状態が改善することを、心理テストの結果発見しました（67ページのグラフ参照）。

つまり、腸内フローラのバランスを回復することが神経症状の改善につながるということです。

一見、腸とどんな関係があるの？　と思われる疾患まで、しっかり腸と関連し合っていることがおわかりいただけたと思います。腸をいたわることがこれらさまざまな疾患の予防になることが理解できれば、健康長寿のために具体的に何をすべきかもイメージしやすくなるのではないでしょうか。

第1章まとめ

①小腸は消化・吸収・免疫、大腸は排泄・免疫の一部と、役割がことなる
②腸の機能が低下してしまった「停滞腸」に注意
③腸内環境は、ⅰ）食事内容　ⅱ）腸管機能（胃・結腸反射、ぜん動運動など）ⅲ）腸内フローラで決まる

第2章

「大腸リセット」で寿命を巻き戻す

「停滞腸」の状態が健康寿命を縮めることについては、すでにおわかりいただけたと思います。

そうであるからこそ、「停滞腸」の解消はたいへん重要になってきます。この章ではまず、「停滞腸」を解消して腸内環境を改善する「大腸リセット」というメソッドをご紹介します。大腸をリセットするとはどういうことか、具体的なリセット方法——腸と寿命のために実践したいこと——を紹介していきます。

「大腸リセット」を実践することで、大腸の働きが良くなり、便秘やその他の全身症状に悩むことがなくなるはずです。

パート1「大腸リセット」とは?

便意が起こることの大切さ

便が溜まったり、機能が弱ったりした大腸をまっさらな状態(クリーン・コロン)に戻し、そのあとで腸本来の力を取り戻す食材を段階的に摂取し補給し、腸内環境を改善していくことを、本書では「大腸リセット」と定義しています。「停滞腸」の状態を段階的に解消していく方法だと理解してくださってもいいでしょう。

その具体的な方法を紹介する前に、ぜひみなさんに知っておいてほしいのが第1章「排泄——排便の3段階」で簡単に述べた「内臓感覚」にかんする知識です。大腸に関係する代表的な「内臓感覚」は「便意」です。

「内臓感覚」は、内臓とは離れた場所にある求心性神経という部分を介して脳に伝わります。「内臓感覚」が脳に伝わることで、私たちは「空腹→食事を摂る」「便意→トイレに行く」といった行動を起こすことができます。

「内臓感覚」は脳に伝わるほか、自律神経や免疫にも影響を及ぼすともいわれています。「内臓感覚」によって不快な気分を感じると、発汗や低血圧などの自律神経症状が現れます。「便意」の消失はいわば「内臓感覚」の障害、あるいは内臓感覚低下症ともいうことができ、生物である人間にとって危機的な状況といっても過言ではないのです。

「内臓感覚」を取り戻す

こと腸に関しては、これまで「内臓感覚」が強すぎる場合――たとえば過敏性腸症候群など――のほうにばかり注意が払われてきました。しかし「内臓感覚」つまり「便意」の「弱さ」、あるいは消失について知ることも、腸の健康にとっては非常に大切なのです。

下剤依存症の人ともなると、大半は「便意」を消失している可能性が高いといえます。「停滞腸」の状態にある人は「便意」を取り戻すことを目標に、「大腸のリセット」を目指してほしいものです。腸の悩みを特に感じていない人でも、日頃から「便意」を意識することで「内臓感覚」の感度を自覚できるでしょう。

内臓感覚低下症になっているかどうかを見極めるチェックリストを、以下に掲げます。自らの大腸がいまどのような状態なのかを知るために、役立ててください。

質問項目

□ 1日に1～2食である……①

□お腹がゴロゴロいわない……②
□水分をあまり摂っていない……③
□下腹部がよく張る……④
□便意（排便したいという感覚）がない……⑤
□下剤を服用しないと排便ができない……⑥
□1年以上、下剤を毎日服用している……⑦
□何もしないでいると、まったく便が出ない……⑧
□グリセリン浣腸を使ったことがある……⑨
□排便がなく、お腹が張ってくると胸焼けがある……⑩

回答

●当てはまるものがない　↓　内臓感覚は良好

【内臓感覚には問題ありません。仮にいま便秘で悩んでいても、本章パート3で紹介する「大腸リセット」を実践することで排便する力がついていくでしょう】

●⑤以外にチェックがある ↓ 内臓感覚に少々問題あり
【内臓感覚を鈍らせる生活が続いています。重症化を食い止めるために、この段階で生活の見直しを図りましょう】
●⑤のみ、または⑤+①〜④のどれか2つにチェックがある ↓ 内臓感覚低下症（軽症）
【すでに便意がなく、内臓感覚が低下しています。アントラキノン系下剤を止め、マグネシウム製剤や坐薬（新レシカルボン坐剤®）によって便意を取り戻す訓練をしましょう】
●⑤+その他3つにチェックがある ↓ 内臓感覚低下症（中等症）
【①〜④のチェックが多いなら、いますぐに食事を見直しましょう。⑥〜⑩のチェックが多く体調がつらいようならば、かなり重症化しています】
●⑤+その他5つ以上にチェックがある ↓ 内臓感覚低下症（重症）
【体が自然な便意を忘れてしまった状態です。特に⑥〜⑩のチェックが多いなら、専門医に相談することを勧めます】

パート2　大腸を動かす食材を知る

7大食材で下剤を減量する

食べ物によって大腸の環境を改善することは、本当に可能でしょうか。

私は実際、下剤やマグネシウム製剤を服用中の慢性便秘症の患者さんに、次に挙げる7つの食材を28日間、摂取していただき、薬剤を減量できるかどうか、自覚症状が改善するかどうか確認しました。これらは大腸を活発に動かして大腸の環境を良くし、下剤服用中の人が下剤の量を減らせることが、結果によって示されたのです（尚、いずれの検討もヘルシンキ宣言にのっとっておこないました）。

まずはこの「大腸を動かす」7つの食材について知りましょう。

○オリーブオイル

オリーブオイルは、大腸を刺激し、排便を促す効果を持つ油です。紀元前から「自然の下剤」として知られており、イタリアではいまでも、子どもの便秘予防にティースプーン1杯のオリーブオイルを飲ませているほどです。

これは、オリーブオイルに多く含まれるオレイン酸の効果です。アメリカの学者、マイケル・フィールドは、動物の空腸（小腸の一部）に、オリーブオイルの主成分であるオレイン酸と、ヒマシ油（これも古くから便秘対策に使われてきた油です）の主成分であるリシノール酸を流して（灌流実験）、小腸でどのくらい吸収されるのか調べました。するとオレイン酸のほうがリシノール酸に比べて、小腸で吸収されにくいことが判明しました。この「吸収されにくさ」こそが、オリーブオイルが便秘に効果を持つ最大の理由です。つまり腸管内のすべりを良くしてくれるのです。

私も以前、下剤を継続的に服用していた慢性便秘症の患者さん64名に、オリーブオイルを毎朝30ミリリットル摂取してもらう調査をおこないました。結果は何と、64名中62名が下剤服用を減量でき、1名が下剤をやめることに成功したのです。特に便が硬かった患者さんでも、普通の硬さの便になるまで症状の改善が見られました。

オリーブオイルの栄養素や魅力については、第4章でさらに詳しく述べます。

○水溶性食物繊維

食物繊維とは、「消化吸収されない食物成分」のことです。野菜や穀類に多く含まれていることは、みなさんご存じだと思います。

食物繊維の摂取は、便秘の改善はもちろんのこと、肥満、メタボリックシンドローム対策には欠かせません。内側からの「大腸リセット」実践には、まさに必須の栄養素です。現に肥満の人や脂質代謝異常の人には、1日25グラム以上の摂取が推奨されており、また食物繊維は大腸がんのリスクを下げることでも知られています。

したがって食物繊維は、腸の健康を考えるならば是が非でも摂らなければいけない栄養素ですが、食物繊維には「水溶性」と「不溶性」の2種類があり、特に大事なのが「水溶性食物繊維」です。

水溶性食物繊維は水に溶けやすく、腸内で水分を含んで膨らむことで、便が軟らかくなり、便の嵩《かさ》を増す効果があります。また、水に溶けるとねっとりとしたゲル状となり、腸内をゆっくりと移動するようになります。こうした特徴によって、腸壁を刺激して腸

水溶性食物繊維の慢性便秘症患者に対する効果

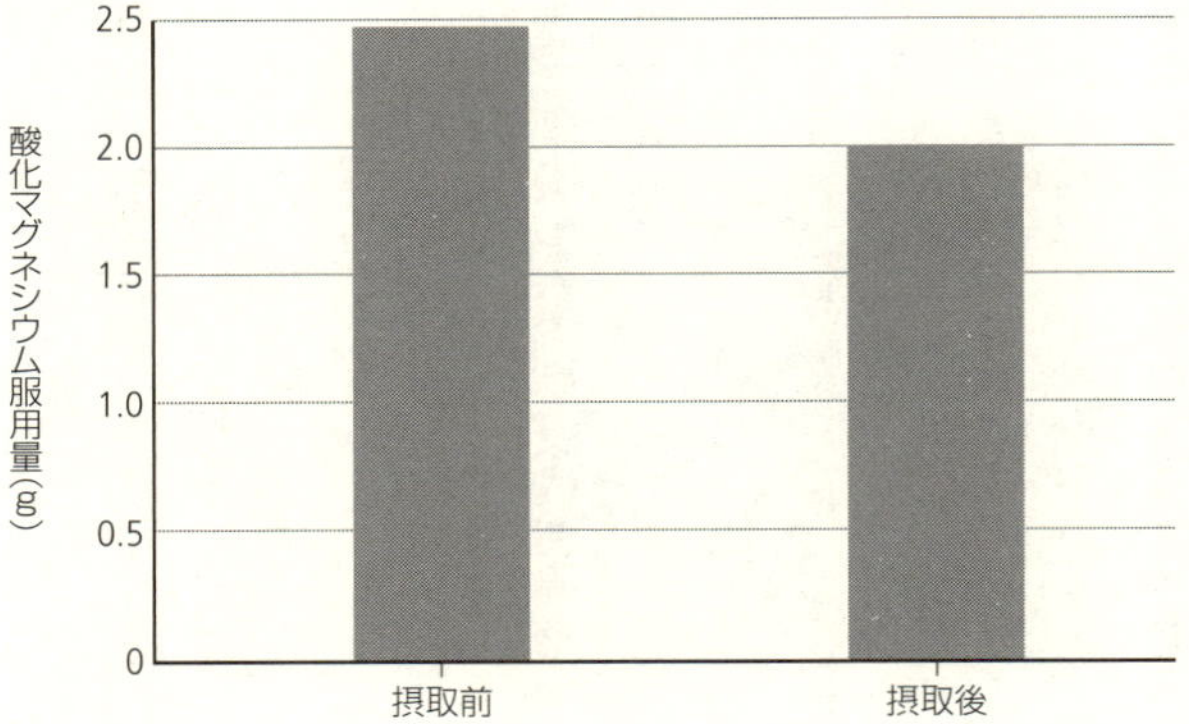

のぜん動運動を促します。昆布やワカメなど低分子化アルギン酸ナトリウムの多い海藻類や、リンゴやバナナなどのペクチンが多い、熟した果実が代表的です。

また、水溶性食物繊維が大量に大腸のなかに流入すると、大腸内で急激な発酵が起こり、つくられた短鎖脂肪酸は速やかに吸収され、管腔内を酸性化させることになり、結果的に悪玉菌の増殖を抑えます。吸収された短鎖脂肪酸の一部は大腸上皮細胞によって消費され、残りの大部分は肝臓で代謝されます。

この水溶性食物繊維の一種であるポリデキストロースを含有する飲料水を慢性便秘症患者23名に1日7グラムを28日間摂取していただきま

カカオ70%のココアの慢性便秘症患者に対する効果

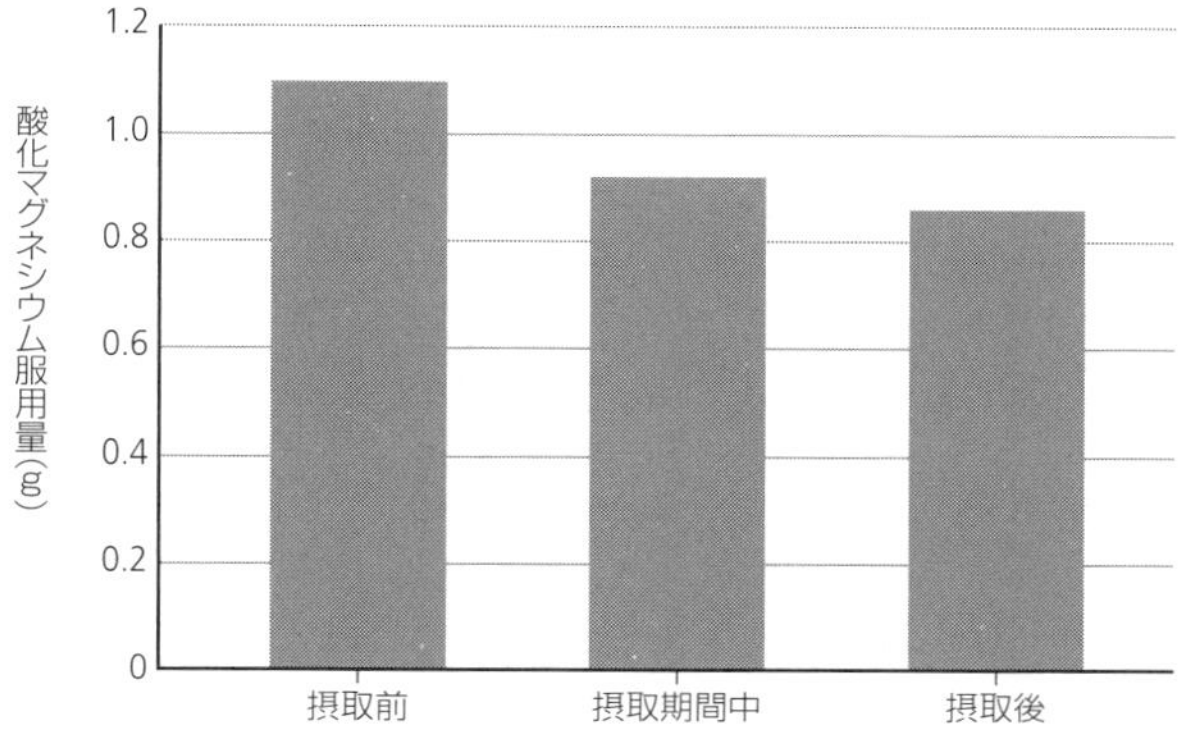

した。その結果、それまで1日平均2・5±0・7グラムの酸化マグネシウム製剤を摂取していた慢性便秘症の患者さんが、30日後には1日平均2・0±0・7グラムまで減量することが可能になりました。

○ココア

ココアは、食物繊維のリグニンやカルシウム、マグネシウムなどの微量ミネラル類も含んでいます。さらに、主成分であるカカオに含まれる成分は便通を改善する作用を持つことも知られています。

カカオ70%のココアは大さじ山盛り1杯(20グラム)中、食物繊維が約4・3グラム含有されて

オリゴ糖の慢性便秘症患者に対する効果

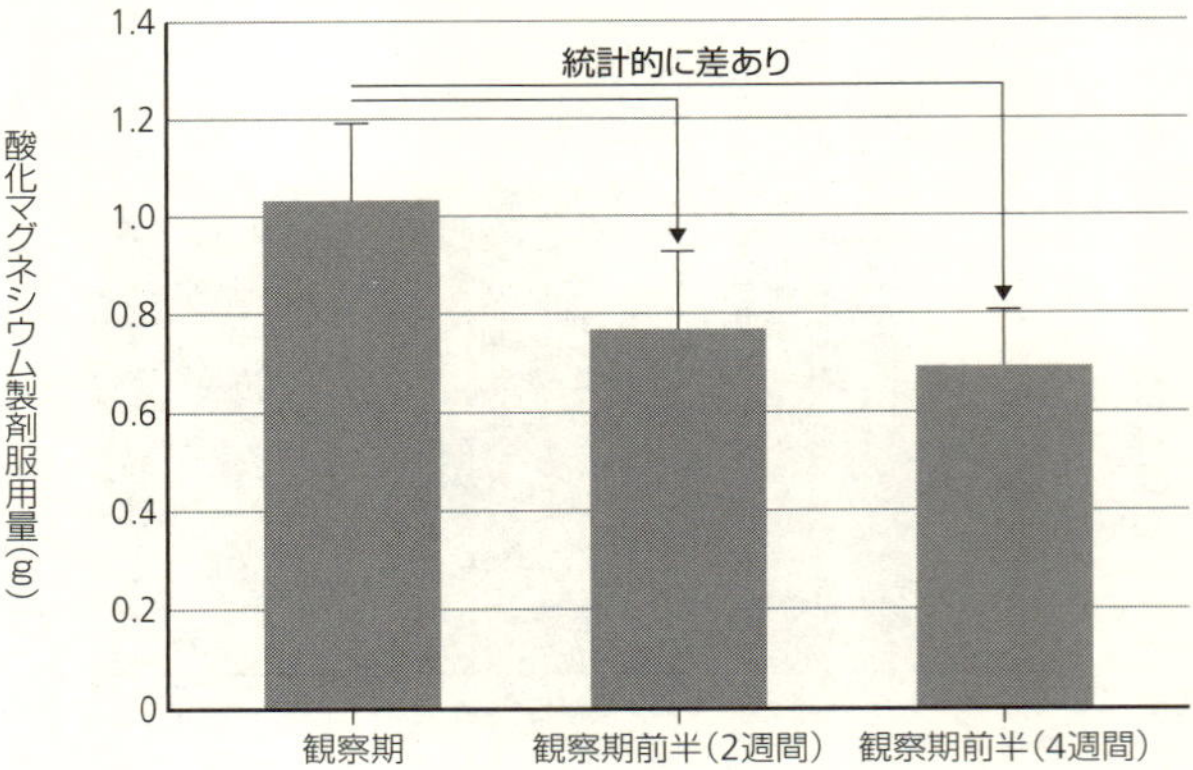

注:慢性便秘症患者29名が対象。オリゴ糖は乳糖果糖オリゴ糖(ラクトスクロース)を使用。
※塩水港精糖株式会社・糖質研究所との共同研究より

います。マグネシウム製剤内服中の慢性便秘症の患者さん22名に大さじ山盛り一杯のカカオ70%のココアをお湯120ミリリットルに溶かして1日1杯飲むことを28日間続けていただきました。そのうえで症状とマグネシウム製剤の内服量の増減を観察したところ、マグネシウム製剤の服用量に有意な減少が見られました。

○オリゴ糖

オリゴ糖には、人間の消化酵素で消化・分解されず、大腸まで生きたまま届くという特性があります。そうして大腸に届いたオリゴ糖は、ビフィズス菌のエサとなって善玉菌を増殖させ、腸内環境を整える働きがあります。

マグネシウム製剤内服中の慢性便秘症の患者さん29名に、オリゴ糖（乳糖果糖オリゴ糖6・2グラム）を1日2回、継続的に摂取していただいた結果、マグネシウム製剤の服用量の減量に成功しました。

○植物性乳酸菌（ラブレ菌）

かつて京都の男性の寿命が全国で2位だったころ、その理由は何かと考えた故・岸田綱太郎博士は、京都の食べ物をたくさん調べました。そして1993年、偶然、京漬物の「すぐき」から、ある作用を持つ成分を発見したのです。それが、植物性乳酸菌のひとつであるラブレ菌でした。

ラブレ菌は、少量（すぐき漬けなら3切れ30グラムほど）でも1日に必要な植物性乳酸菌が摂れるといわれています。また免疫力を高める作用を持つこともわかっています。

このラブレ菌（カプセル入りのもの）を、私のクリニックの「便秘外来」に通院している慢性便秘症の患者さんで、問診時に「下剤の常用に不安を感じている」と回答した

ラブレ菌の慢性便秘症患者に対する効果

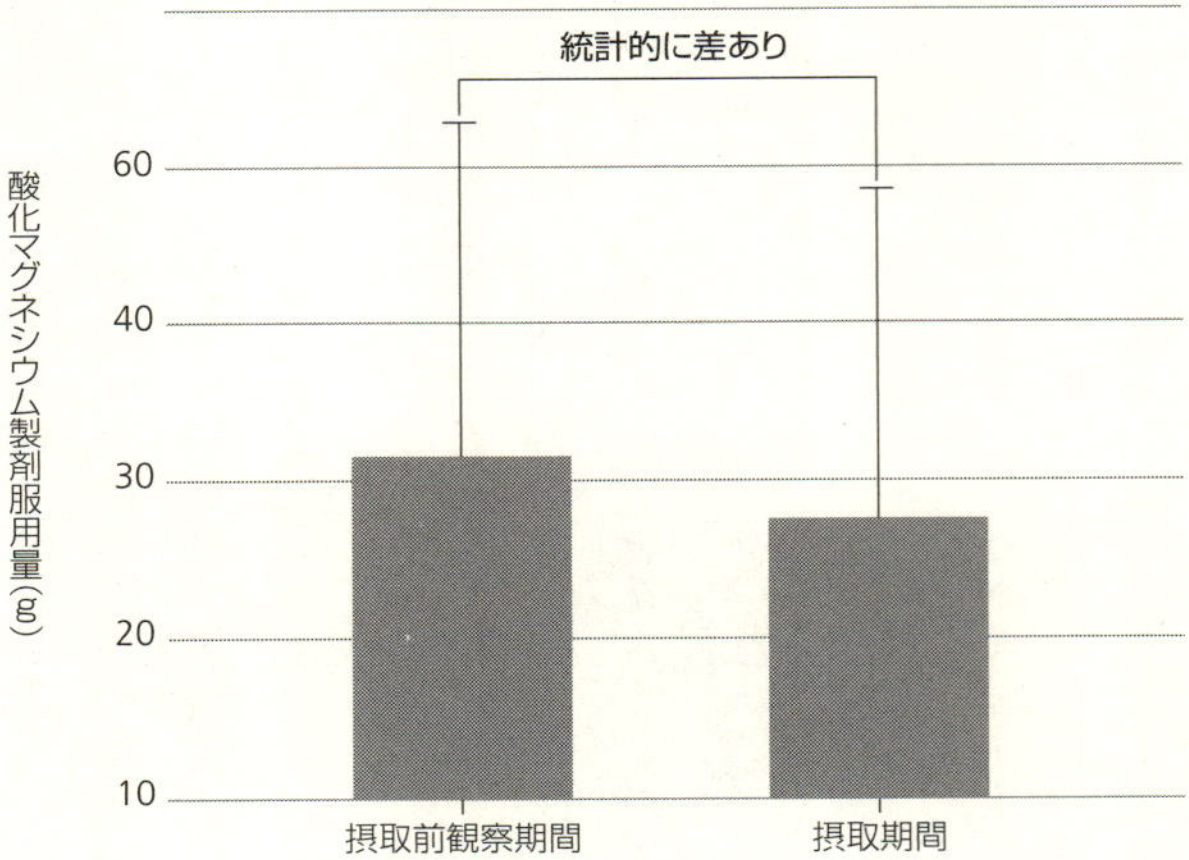

44名を対象に、4週間摂取してもらいました。その結果、摂取前の観察期間と比較して、植物性乳酸菌を摂取した期間の下剤使用量が明らかに減少したのです。

しかも成果はそれだけではありませんでした。摂取前観察期間と比べ、摂取期間最終日の心理テストを用いた調査のデータで「緊張―不安」および「抑うつ―落ち込み」の標準化得点が、明らかに低い値を示したのです。

この結果から、植物性乳酸菌を摂取することで、慢性便秘症患者では下剤服用量が減少すること、また患者の大腸内で乳酸菌が増加し、腸内環境が改善する可

気分状態（「緊張－不安」および「抑うつ－落ち込み」）の標準化得点の変化

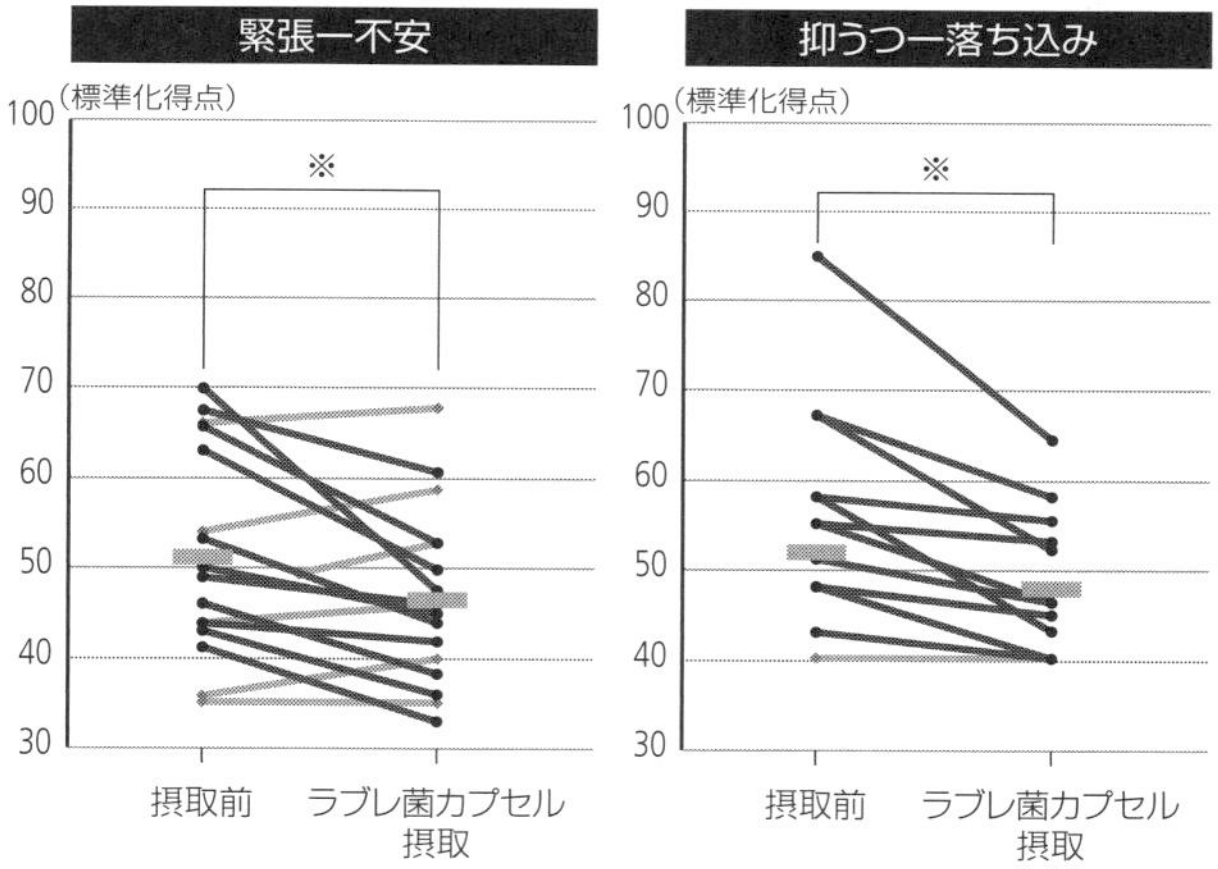

※有意差あり（p<0.05、ウィルコクソンの符号付順位和検定、－平均値、n=22）

能性が示唆されました。加えて、慢性便秘症患者の不安などの気分の改善にも、植物性乳酸菌が有効であることが考えられました。つまり、植物性乳酸菌が第1章（50ページ参照）で紹介した「脳腸相関」にも関係していることを示したのです。

○キウイフルーツ

キウイフルーツには、食物繊維が100グラム中2・5グラムも含まれていて、水溶性食物繊維と不溶性食物繊維のバランスも理想的なのです。大腸にやさしいフルーツの代表で、ぜん動運動を活発にするだけでなく、抗酸化作用もあります。

キウイフルーツが腸（小腸・大腸）の健康に与える影響について中学生を対象に調査したことがあります。排便が毎日ではない人に、キウイフルーツを1日1個、14日間摂取してもらったところ、排便回数が1日1回になった人が64・5パーセントに増え、「1日2回以上」と回答した人と合わせると、約7割にも達したのです。

このように、キウイフルーツの便通改善効果には注目すべきものがあります。

○もち麦

もち麦は、水溶性食物繊維の一種であるβ－グルカンが豊富であることがよく知られています。このもち麦を1合、米を2合たいたもち麦ごはんを1日2回摂取することで、慢性便秘症患者のなかには、排便状況が改善する人が多数存在しました。もち麦が手に入りにくい場合は、同じくβ－グルカンが多く含まれている大麦で代用してください。

尚、β－グルカンには、血糖値上昇抑制作用や腸管免疫活性化作用などがあります。

パート3 腸の調子を取り戻す「大腸リセット」

加齢に伴い、大腸の機能が低下することは免れません。腸管壁の弾力性は、20歳時と比べ75歳時では約30％も低下するというデータがあります（ヒト腸管壁各部分の強さの年齢比較）。そのためこの章で紹介する、内側・外側から大腸に刺激を与える「大腸リセット」を実践することで、できるだけ大腸機能の低下を防ぎます。

「大腸リセット」を実践することで、滞っていた大腸の動きが活発になり、排便が増強され、老廃物が体の外に出やすくなるのだ、と理解してください。

内側からの「大腸リセット」とは、食習慣を改善し必要な栄養素を摂ることで、内側から大腸を刺激し、停滞腸を解消する方法です。

外側からの「大腸リセット」とは、マッサージや運動で外側からのアプローチを直におこなって大腸を刺激するやり方です。

では、内側・外側からの「大腸リセット」の方法を具体的に紹介していきます。

内側からの「大腸リセット」――食事の工夫

○起床後に水200ミリリットルを飲む

朝、胃・結腸反射から腸管のぜん動運動までの一連の反応を確実に起こすためにも、起床後に冷たい水を飲むことは効果的です。まずは起床時に、水200ミリリットルを摂って、胃腸を活発に動かしましょう。

また、水分補給は腸内に潤いを与えます。水分が不足すると、便が硬くなったり、腸の働きが悪くなったりします。

仮に水を1000ミリリットル飲んだとしても小腸で900ミリリットル以上吸収されるので、大腸に届くのはわずか100ミリリットル足らずだといわれています。

水分が少なくなると、大腸の働きはだんだん低下してしまいます。特に夏場は発汗の量が増えますから、腸の水分量がますます減り、便が硬くなったり便秘になりやすくなったりします。

腸内環境は、水分バランスによって良くなったり悪くなったりするわけです。大腸に水分を届けるためにも、朝だけでなくこまめに水分を摂るようにしましょう。

○ミネラルウォーターは硬水を

ミネラルウォーターは、その硬度によって「軟水」「中硬水」「硬水」の3つに分けられます。便秘を解消したいときは、マグネシウム含有量の多い「硬水」がお勧めです。

硬水は、国産の海洋深層水や外国のミネラルウォーターでよく見られます。ただ、「硬水」のなかにもナトリウム含有量の多いものがあります。これはできるだけ避けてください。

ちなみに3つの水の硬度の目安は、「軟水」が硬度1～100mg／ℓ、「中硬水」が硬度101～300mg／ℓ、「硬水」が硬度301mg／ℓ～となります。

○食物繊維は「不溶性」と「水溶性」を2対1の割合で

水溶性食物繊維の重要性については、61ページで触れました。

食物繊維には水溶性食物繊維だけでなく、水に溶けにくい「不溶性食物繊維」もあります。おからなどが代表的です。

食物繊維の摂り方にはポイントがあり、むやみに量をたくさん摂ればいいというものではありません。水分の摂取量が少ないまま不溶性食物繊維を摂りすぎると、便が硬くなり、便秘や腹部膨満感を起こすことがあります。

ではここで、改めて食物繊維の働きについて整理してみましょう。

食物繊維の4つの働き

食物繊維には、以下にまとめた4つの働きがあります。

①保水性

これは水を含むという、水溶性食物繊維の特徴です。

②粘性

これも水溶性食物繊維の性質です。特にレンコンなどに含まれるペクチン、こんにゃくなどに含まれるグルコマンナンが、この性質を持ちます。血糖値の上昇を抑えたり、血中コレステロールを下げたりなどの効果があります。

③吸着性

コレステロールや、胆汁から発生する胆汁酸、および食物のなかの有害物質を表面に吸着させて、便として排泄させる性質です。動物実験では、ダイオキシンの排泄を促す働きも確認されています。

④発酵性

大腸に棲む善玉菌によって、食物繊維の成分の一部が分解され、短鎖脂肪酸となります。この短鎖脂肪酸のなかの酪酸は、大腸の働きを高めるエネルギー源となります。また、食物繊維を摂取し酪酸やプロピオン酸が多くつくられると、大腸内が酸性になり大腸の環境が良くなり、結果的に全身の免疫力アップにもつながります。

この保水性、粘性、吸着性、発酵性の4つの働きによって、食物繊維は便秘解消に効果を発揮します。これらの働きは、不溶性食物繊維と水溶性食物繊維の両者が合わさっ

野菜	キャベツ	23	1.8	12.8	25
	ニンジン(ゆで)	36	2.8	13	33
	カボチャ(ゆで)	60	3.6	16.7	22
	タマネギ	37	1.6	23.1	41
	トマト	19	1.0	19	30
	白菜(ゆで)	13	1.4	10.8	23
	サツマイモ(蒸し)	134	2.3	58	26
	ジャガイモ(蒸し)	84	1.8	46.7	33
	枝豆(ゆで)	134	4.6	29.1	11
	さやえんどう(ゆで)	34	3.1	11.0	12
	そら豆(ゆで)	112	4.0	28	10
	グリンピース	110	8.6	12.8	12
海藻類	寒天	3	1.5	2	-
	モズク	4	1.4	2.9	-
	ワカメ(乾)	17	5.8	2.9	-
	ところてん	2	0.6	3	-
フルーツ	メロン	42	0.5	84	40
	ブルーベリー	49	3.3	15	15
	桃	40	1.3	31	46
	レモン	54	4.9	11	41
	リンゴ(皮むき)	57	1.4	40.7	28.6
	バナナ	86	1.1	78	9
	干しぶどう	301	4.1	73.4	29
	ブドウ	59	0.5	118	50

出所:文部科学省「日本食品標準成分表2015年版(七訂)」準拠
『七訂 食品成分表2016』(女子栄養大学出版部)
注:S·F値の空白欄は不溶性食物繊維と水溶性食物繊維の分析が不可能であるため。

食物繊維の含有量とF･I値、S･F値

代表的な食品に含まれる食物繊維の数値(g)です。
※F･I値とは、食材100g中に含まれるエネルギー量(kcal)を100g中の食物繊維で割った値のことで、これが低いほどエネルギー量が低く、食物繊維が多いことを示す(便秘改善やダイエットに有効)。
※S･F値とは、総食物繊維量に占める水溶性食物繊維量の比率。

	食品名	カロリー(kcal)	食物繊維(g)	F･I値	S･F値
穀類・麺類	ライ麦パン	264	5.6	47	36
	ソバ	132	2.0	66	25
	玄米	165	1.4	118	14
	パスタ(ゆで)	165	1.7	97	29
	2:1もち麦ごはん	144	1.9	75	47
	食パン	264	2.3	115	17
	うどん(ゆで)	105	0.8	131	25
	精白米	168	0.3	560	-
野菜	えのきだけ(ゆで)	22	4.5	5	7
	マッシュルーム(ゆで)	16	3.3	4.8	3
	オクラ(ゆで)	33	5.2	6.3	31
	ゴーヤ	17	2.6	6.5	19
	モロヘイヤ(ゆで)	25	3.5	7.1	19
	ブロッコリー(ゆで)	27	3.7	7.3	22
	大根(ゆで、皮むき)	18	1.7	10.6	47
	レタス	12	1.1	10.9	22
	キュウリ	14	1.1	12.7	18

て初めて作用するものなのです。

ところが、食物繊維というとサラダというイメージが強いからか、不溶性食物繊維が主体の食材ばかりを食べているケースが多いのです。不溶性食物繊維は、それだけだと前述のように便が硬くなったり、お腹の張りが強くなったりしてしまいます。水溶性食物繊維が不足しがちな玄米食中心の健康法などで、かえって便秘を悪化させている人も少なくありません。

「不溶性」対「水溶性」を「2対1」で摂るのがポイントです。ちなみに、「2対1」というのは、私の研究結果によるものです。慢性便秘症の患者さんに水溶性食物繊維の一種である「ポリデキストロース」を含む飲料を摂取してもらったところ、不溶性食物繊維14グラム、水溶性食物繊維7グラムの割合が、排便に対して最も良好な結果が得られたことに基づいています。

なお、74〜75ページのリストでは、食物繊維の量とともにF・I値（ファイバー・インデックス値）と、S・F値（サルバブル・ファイバー値）も紹介しています。

F・I値とは、食材100グラム中に含まれるエネルギー量（カロリー）を100グラム中の食物繊維量で割った値です。F・I値が低いほど、カロリーは低く、食物繊維は多いということになります。F・I値が低い食材は、便秘予防、あるいは便秘を解消しつつ、ダイエットをしたい人には非常に役立ちます。

また、S・F値は、総食物繊維量に占める水溶性食物繊維量の割合です。S・F値が高いほど、水溶性食物繊維を多く含む食品ということになります。単純に食物繊維の量だけを見るのではなく、F・I値やS・F値にも注目して表を活用してもらうと、食物繊維をよりバランス良く摂取できるようになるでしょう。

○食物繊維は食べる順番も大事

食物繊維を含む食品は、食べる順番も大切です。

野菜など食物繊維を多く含んだ食材は、食事の最初に食べたほうがいいでしょう。先に述べたように、食物繊維には、肉などに含まれる動物性脂肪を吸着して体外に排出する作用があります。先に食物繊維を含む食品を食べておくことで、あとから入ってくる肉などの脂肪を包み込み、体内に吸着するのを防ぐことができるのです。また、野菜を先に食べることで、血糖値の上昇カーブをなだらかにすることもできます。

定食でいえば、サラダやおひたし、煮物などを先に食べ、次に肉や野菜のメインディッシュを食べ、最後にごはん（もち麦ごはん）を味わうのが、スローエイジング的な食事における理想的な順番です。イタリア料理（地中海型食生活）などランチコースの順番は、理想的なのです。

○大腸まで届く植物性乳酸菌

乳酸菌には、善玉菌であるビフィズス菌などを大腸のなかで増やし、腸内環境を整える働きがあるといわれています。

その乳酸菌には、動物性と植物性があります。ヨーグルトやチーズなどに含まれるのが動物性乳酸菌で、味噌やしょうゆ、漬物（すぐき、ぬか漬け、キムチ、ザワークラウトなど）、酒などに含まれるのが植物性乳酸菌です。

口から入った乳酸菌が大腸にたどり着くまでには、強酸性である胃を通らなければいけません。生育に良い温度と、豊かな栄養に恵まれて育った動物性乳酸菌は、ほとんどが、この胃のなかで死滅してしまうのです。いっぽう、低栄養かつ塩分の多い過酷な環境で育った植物性乳酸菌は、酸やアルカリ、温度変化などに強いため、生きたまま大腸に到達しやすいといわれます。

生きて腸に届く乳酸菌はもちろんのこと、胃で死んでしまった乳酸菌（死菌体）も、どちらも腸のために役立つことに変わりはありません。

動物性乳酸菌の主な働き

・死菌でも善玉菌のエサになる
・生きて大腸に届いた一部の動物性乳酸菌は、大腸で乳酸を生産し、大腸内を弱酸性にする

植物性乳酸菌の主な働き

・胃のなかを生きたまま通り抜ける
・大腸で増殖し、腸内環境を改善する

・大腸で乳酸を出し、大腸内を弱酸性の環境にして、弱アルカリ性を好む悪玉菌を減らす

動物性乳酸菌を多く含む食品の長所と短所

・**長所**……ヨーグルト、チーズなどの乳製品には、たんぱく質、カリウム、カルシウム、ビタミンなどが豊富で、食塩の量が少ない。

・**短所**……動物性脂肪が多く、高カロリーなので、食べすぎると肥満など生活習慣病の原因になる。必要以上に加熱すると死滅する。

※食べる量は、ヨーグルトは1日100〜150ミリリットル、チーズは1日15〜20ミリリットルを限度とする。低脂肪・無脂肪ヨーグルトやカッテージチーズなどを摂るのもよい。

植物性乳酸菌を多く含む食品の長所と短所

・**長所**……植物に含まれていることが多いので、食物繊維と一緒に摂ることができる。

・**短所**……食塩の含有量が多い食品に含まれることが多い。60度以上に加熱すると死滅してしまう。

※植物性乳酸菌を含む食品は、効率良く乳酸菌を腸で働かせるために加熱しないで食べたほうがよい。

○内側から大腸を鍛えるお茶4種

美味しく水分補給をするためにも、ティータイムは大切にしたいものです。次に挙げる4つのお茶は、美味しいだけでなく大腸を鍛えてくれる効果もあって私のお勧めです。

・**ペパーミントティーにレモンを加えて**……ペパーミントは、大腸内に溜まったガスを排出したり、腸管の異常な収縮を正したりする効果のあるハーブです。レモンの苦み成分であるリモネイドには、有害物質を排出したり大腸がんのリスクを抑えたりする効果があるといわれます。

【作り方：①約500㎖のお湯にペパーミントのティーバッグを入れ、ミントティーを

作る　②レモンの絞り汁（大さじ1）を加えて出来上がり（ショウガのすり下ろしやオリゴ糖を適量加えてもいい）】

・ジンジャーティーにシナモンパウダーを振って……ショウガは温かいものと一緒に摂ったときに保温効果が生まれます。血行を良くする作用のあるシナモンと合わせるのがお勧めです。甘みがほしい人は、オリゴ糖を加えるといいでしょう。

【作り方：約500㎖のお湯に、ショウガのすり下ろし（1かけ分）あるいはチューブ入りのショウガ1〜2㎝と、市販のシナモンパウダー、オリゴ糖を適量加えれば出来上がり。最後にバニラエッセンスを数滴たらしてもいい】

・アップルティー……昔からリンゴは便秘にも下痢にも効くといわれてきました。リンゴペクチンに含まれるオリゴ糖には、前述のようにビフィズス菌を増やす効果があり、加熱することでさらに増えます。また、リンゴの皮には食物繊維やポリフェノールが多いので、皮ごと使うようにしましょう。

【作り方：鍋に約500㎖の水と、リンゴの皮・芯（1個分）、市販の紅茶のティーバッグ（2袋）を入れて15分ほど煮込めば出来上がり。お好みでシナモン、オリゴ糖、レモンを加えてもいい】

・**ココアミントティー**……ペパーミントに含まれるメントール（腸管内を弛緩させる効果を持つ）とココアの食物繊維の効果で胃腸スッキリ。
【作り方：①約300㎖のお湯にペパーミントのティーバッグを入れ、ミントティーを作る　②大さじ1杯のココア（カカオ70％のものが望ましい）を入れる　③オリゴ糖をティースプーン2杯加えたら出来上がり】

停滞腸解消のための「7日間腸内リセットプログラム」

大腸内視鏡検査のときに、ぬるま湯で大腸を洗浄します。すると、「停滞腸」が解消された状態が検査後1週間ほど続くという方が多くいます。そこで私は、「腸のためになる栄養や食材をこの1週間で集中的に摂ったら、良好な状態をさらに長続きさせられるのではないか」と考えました。

そうして考え出したのが、この「7日間腸内リセットプログラム」です。

ただしこのプログラムは、一度だけですが塩類下剤を使います。また初日は軽いファスティング（断食）、その後も通常よりもある程度食事制限がありますから、精神的・時間的に余裕のあるときにおこなってほしいと思います。

また、このプログラムは、普段下剤を常用するほど便秘症状が重い人、すでに便意を消失してしまっている人には、短期間での効果が期待できません。比較的軽症の人向けであることを承知のうえ実践するようにしてください。また、何かの疾患で治療中の方は主治医に相談してください。

「7日間腸内リセットプログラム」初日

1　下剤を服用する

まずは下剤を使用して、溜まっている便を出し切りましょう。

下剤は空腹時に飲み、服用後は多めの水（1〜2リットル）を摂ります。ただし、使用する下剤には注意が必要です。副作用の不安と体への負担が少ない塩類下剤（硫酸マグネシウムや酸化マグネシウムが主成分）を服用してください。市販のものでは「スラーリア便秘薬®」「ミルマグ液®」などがあります。服用した数時間後には便意が起こるでしょう。

2　便を出したあとに乳酸菌製剤を飲む

便を出し切ったら、今度は乳酸菌製剤を飲みます。乳酸菌飲料やヨーグルトなどの食品ではなく、錠剤や粉末、あるいはカプセル入りのサプリメントの形状をしたものにしてください。私のお勧めは「植物性乳酸菌ラブレ　カプセル」（カゴメ株式会社の通信販売で入手可能）です。なお、量は説明書に書かれている範囲内で、多めに飲みます（「1日に1～2包」とあったら2包飲む、といった具合です）。

3　ファスティングドリンクを飲む

乳酸菌製剤を飲んで約5時間後には、「ファスティングドリンク」を飲みます。2種類あり、どちらもオリゴ糖やオリーブオイル、野菜や果物、豆乳など腸内環境を整えてくれる食材がたっぷり入っています。また、オリーブココアは腸を温める効果もあるのでおすすめです。

初日はこのファスティングドリンクのどちらかを朝と夕1杯ずつ飲むだけで、食べ物は摂りません。ほかにはオリゴ糖を入れたペパーミントティーを1〜1・5リットル、もしくは水なら常温のものを1・5〜2リットルを目安に、積極的に飲みましょう。

ペパーミントは前述のように大腸のガスを排出しやすくし、精神的なリラックス効果もあります。オリゴ糖は血糖値を上昇しづらくし（インスリンに影響しにくい性質があるため）、善玉菌のエサとなって腸管の状態を改善します。ペパーミントが苦手な人は、オリゴ糖を水に入れて飲むだけでもいいでしょう。

「7日間腸内リセットプログラム」2〜7日目

2日目以降は、腸の健康を最優先に考えた食事療法を徹底します。またファスティングドリンクは、排便を促すためにも、必ず1日1杯以上飲んでください。できれば、そ

「ファスティングドリンク」の作り方

1　オリーブココア

材料（1杯分）
カカオ70%のココア
……. 大さじ山盛り1杯（20g）
オリゴ糖 ………………… 大さじ1杯
エクストラバージンオリーブオイル
……………………… 小さじ2杯
お湯 ………………………… 300mℓ

作り方
①カップにココアと少量のお湯（小さじ2杯程度）を入れ、スプーンでよく練る
②①に残りのお湯を注ぎ、オリゴ糖を入れてさらに混ぜる
③オリーブオイルを入れる（混ぜずに飲む）

注）お湯280mℓと、温めたミルクまたは豆乳20mℓでもよい

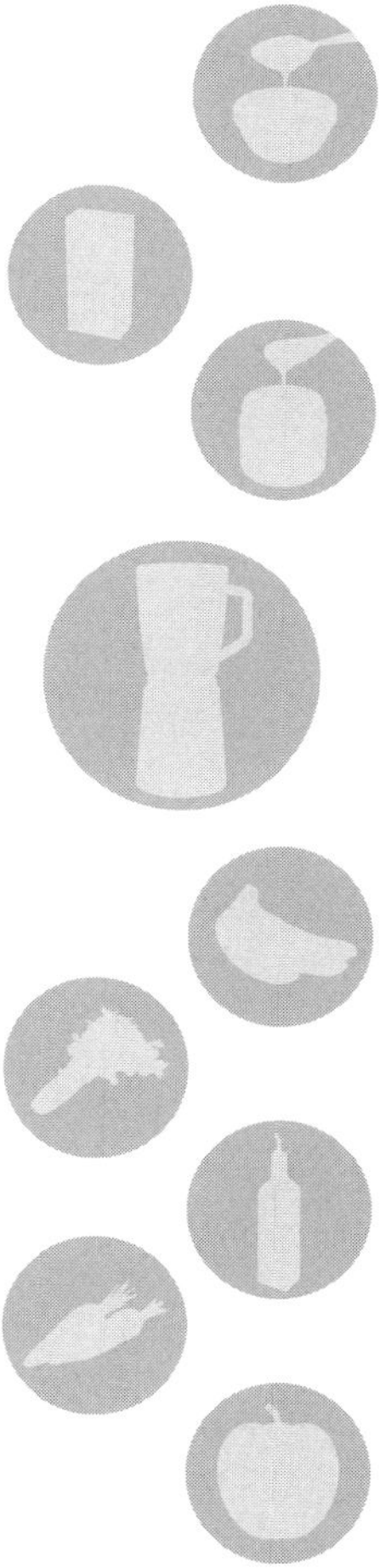

2　フレッシュ野菜ジュース

材料（1杯分）
バナナ、セロリ、ニンジン
……. 各2分の1本
リンゴ…………………… 2分の1個
オリーブオイル ………….. 大さじ1

作り方
①オリーブオイル以外の材料をミキサーにかける
②オリーブオイルを入れてかき混ぜれば出来上がり

れにプラスして83ページでご紹介したココアミントティーも摂取してください。そのうえで、59〜68ページに記した7大食材をなるべく毎日摂取します。

これらの食品・栄養素が含まれていれば、基本的には何を食べても大丈夫ですが、食物繊維は2〜4日目は15グラムほど、5〜6日目に15〜20グラムほどというように、段階的に量を増やしてください。

また、大腸にとって負担となる食材を減らし、食物繊維量のバランスを考えた手作りの食事を摂るよう心がけてください。具体的には、

・肉食を減らし、たんぱく質は魚や大豆から摂るようにする
・味噌汁を1日1回は飲む
・リノール酸の多い油（サラダ油、ごま油など）は止め、オリーブオイル（1日大さじ2杯まで）を摂る
・トランス脂肪酸が多く含まれるファストフード（フライドポテトやフライドチキン）やスナック菓子は控える
・ごはん食の人なら米ともち麦を2対1の割合で炊いたもち麦ごはんにする

・パン食の人ならライ麦パンや胚芽入りパン、もち麦パンなどにする
・デザートは加工された市販のスイーツではなく、なるべく自然のフルーツを食べる

特に2日目は軽い断食のあとのような状態なので、一気に大量の食事を摂ることは控えましょう。

「7日間腸内リセットプログラム」終了後

きっと自然な便意が起こり、お通じが良くなっているはずです。ファスティングドリンクは止めても大丈夫です。リセットプログラムの終了後は、基本的に2〜7日目に摂っていた食事を続けてください。こうしてまっさらな腸の状態を維持することが、内側からの「大腸リセット」の実践でもあります。やさしいことではないかもしれませんが、長い目で見たとき、停滞腸解消のためには薬の服用より効果的な「治療法」であるともいえるのです。

7日間腸内リセットプログラムの流れ

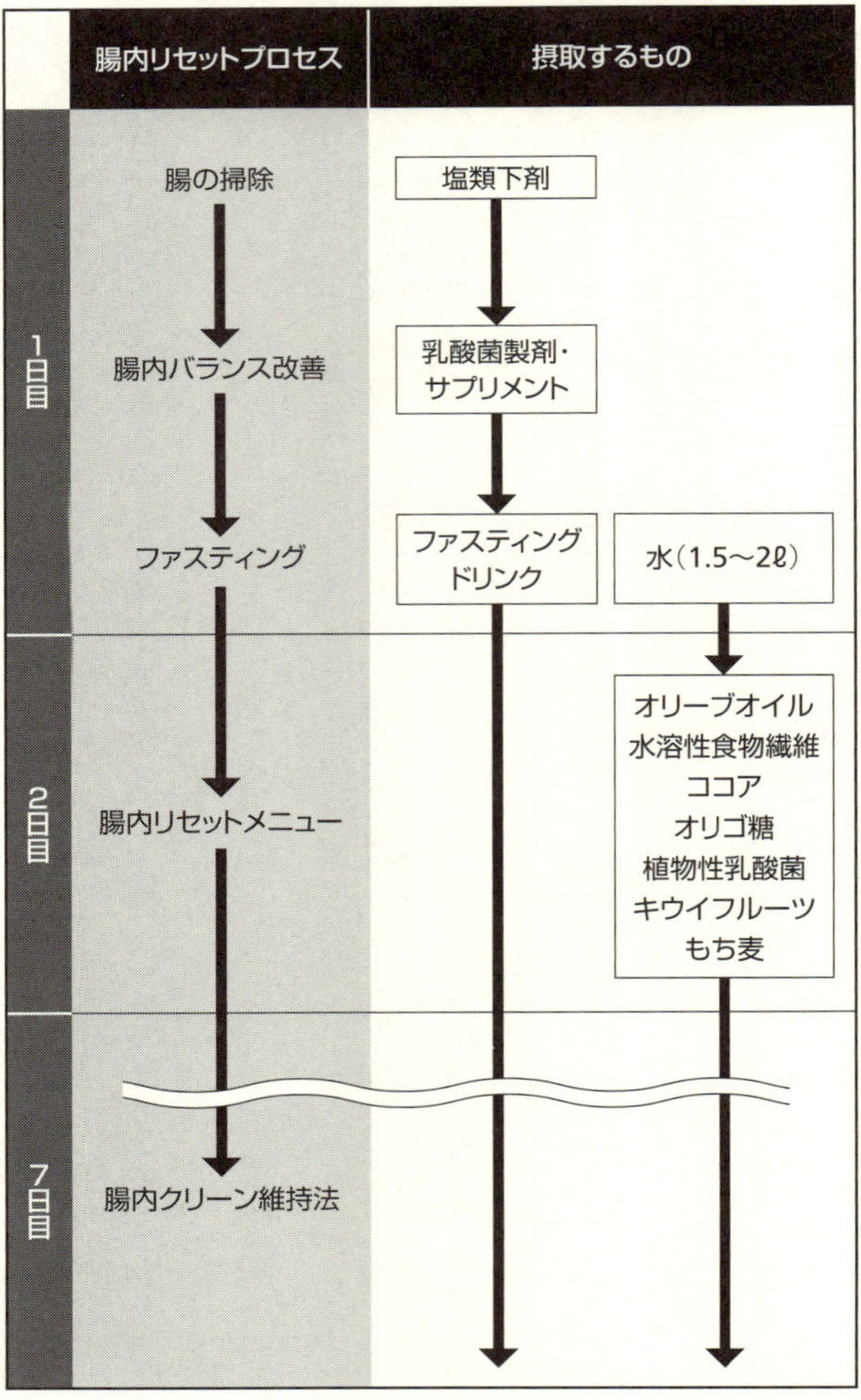

外側からの「大腸リセット」――運動と日常生活の工夫

さて、停滞腸の人の大腸を動きやすくするために必要な内側からの「大腸リセット」については、述べた通りです。

次に、主に日常生活の工夫や運動からなる、外側から刺激する「大腸リセット」の方法について紹介していきましょう。

○ウォーキングで大腸の動きを活発に

停滞腸の解消を目的とする「大腸リセット」では、決して激しい運動をする必要はありません。「大腸リセット」に適した運動として、水中ウォーキングやヨガ、ストレッチなどを私は勧めています。ただ、経済的な理由からも、年齢・性別に関係がない点からも最もお勧めできるのが、ウォーキングです。

ウォーキングの長所は、運動の刺激で大腸の動きが活発になること、血液循環が良くなり軽い汗もかくことから新陳代謝が促されること、リラックス効果が生じて副交感神経が優位になり大腸にも良い働きかけができること、などが挙げられます。

私自身、バリウムを用いた大腸のレントゲン検査をある患者さんに対しておこなったとき、その人に実際に歩いてもらい、歩くことで大腸が動く様子を確認したことがあります。

大腸の病気になる人が少ないといわれる地中海沿岸地域（第4章で詳述）には、習慣のひとつに「そぞろ歩き」があります。ポイントは「のんびりリラックスして歩くこと」です。

1日だいたい30分を目安に、軽く汗が出てくるまで歩くのがいいでしょう。時間帯はいつでもかまいません。雨で外に出られないときは、屋内の階段で「踏み台昇降」をしたり、「その場足踏み」をしたりするのでもいいでしょう。あくまで無理をせず、リラックスしておこなうのがコツです。

○腰ひねり、座りバタ足

歩くことが難しい人やお年寄りでも比較的容易にできる外側からの「大腸リセット」は、椅子に座ったままでおこなえる運動がお勧めです。

まずは「腰ひねり」です。椅子に座ったまま、腰をゆっくり左右にひねります。腸が動きますし、ガスも出やすくなります。

椅子に座ったまま膝から下の左右の脚を交互に上げ、バタバタさせる「バタ足」運動も、どこでも気軽にできて腸に刺激を与えられます。

○お腹にやさしいマッサージ、腹式呼吸

下剤依存症や重度の便秘症の人になると、夕方には腸にガスが溜まり、お腹が張って苦しくなることがあります。このような「お腹の張り」には「腸のマッサージ」が効きます。強く押したり、いきんだりせず、軽くお腹をなでるように、やさしくおこなってください。

マッサージ1

①まずは右半身を下にして、横になってください。右腕は頭の下に置くといいでしょう。

②左手全体を胃の少し下に当てて、時計回りに円を描くようにマッサージします。深呼

腰ひねり

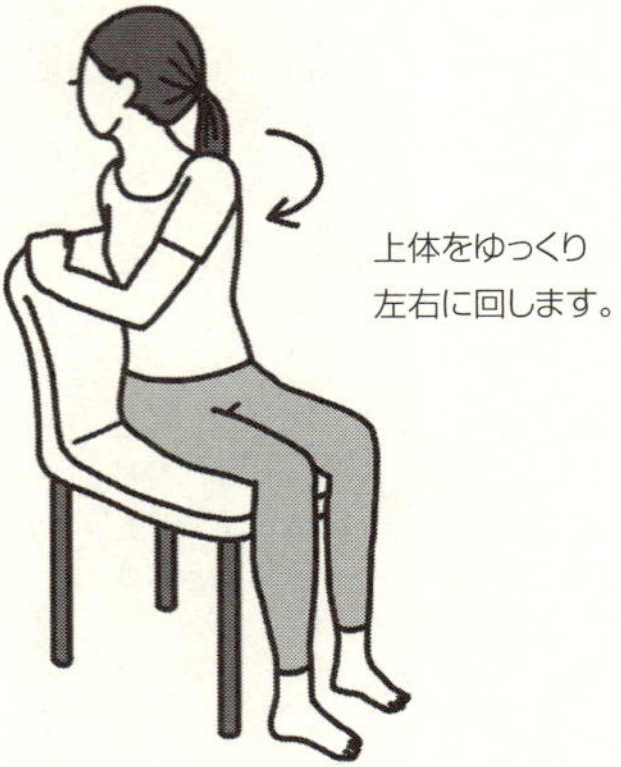

座りバタ足

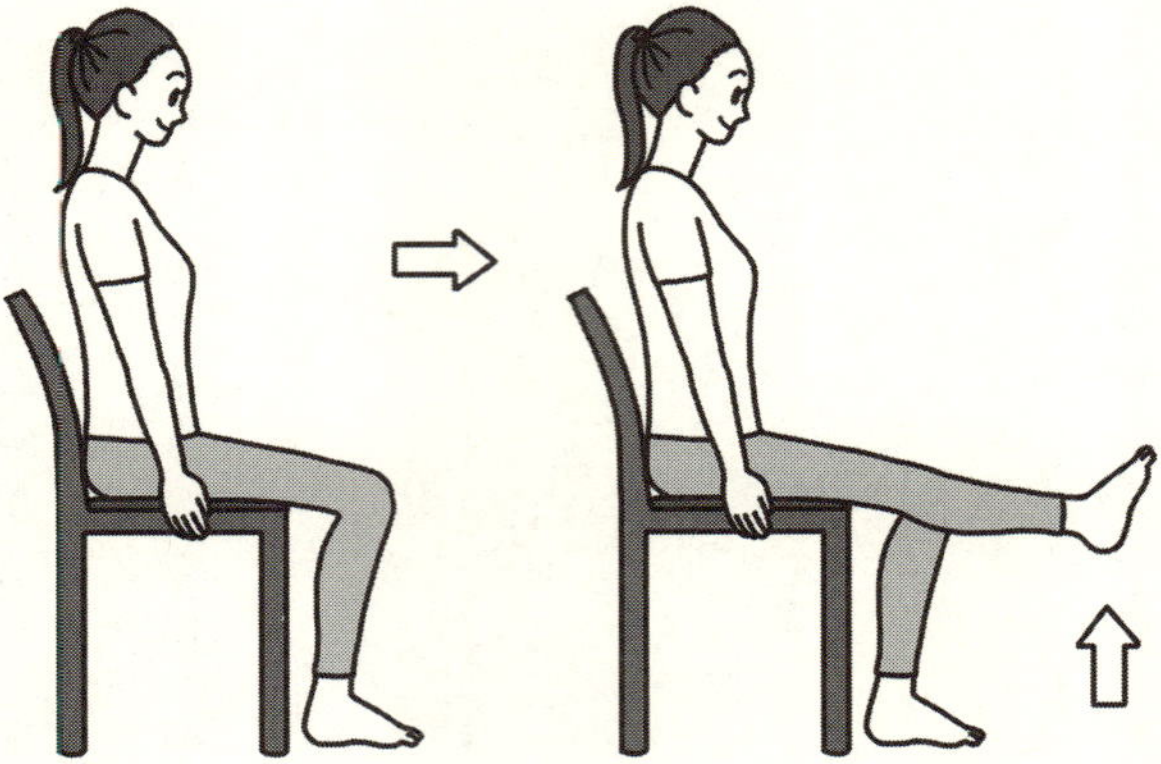

吸をしながら、リラックスした状態で、手の平でお腹をこするようにして、5～10分続けてください。

マッサージ2

①右脇腹に枕を当てて横になり、右腕は頭の下に置いてください。左手で、右脇腹の下のほうを持ち上げながら、横行結腸を刺激するイメージで約1分間マッサージします。
②次は左脇腹に枕を当てて横になり、①と同様に右手で腸を刺激します。右手で左脇腹の下のほうを持ち上げながら、S状結腸を刺激するイメージで約1分間マッサージします。
③仰向けになり、体を大の字にして深呼吸（腹式呼吸）を約1分間繰り返します。両手を下腹部に当て、そのまま両手で腸をつかむイメージで、右から左に動かしてあげます。これを約1分間続けます。家族がいる人は、家族に両手でしっかり腸を押さえてもらい、右から左に動かしてもらうといいでしょう。
④うつ伏せになり、お腹の下に枕や座布団を入れて約1分間、ゆっくりと腹式呼吸をし

腸の働きを助けてガスを抜くマッサージ

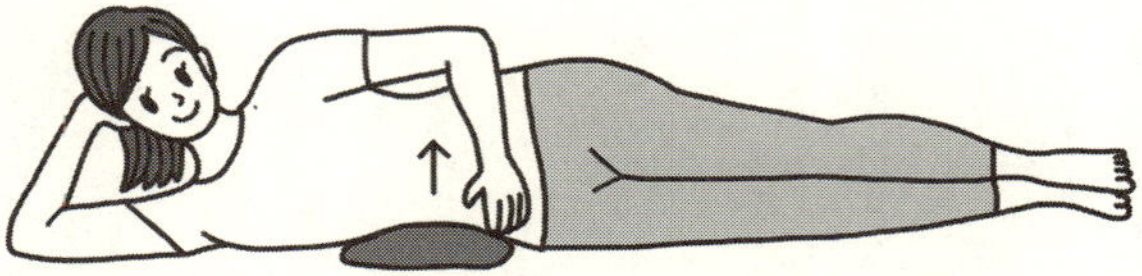

①右脇腹に枕を当てて横になり、右腕は頭の下に置く。左手で、右脇腹の下部を持ち上げながら、横行結腸を刺激するイメージで約1分間マッサージする。

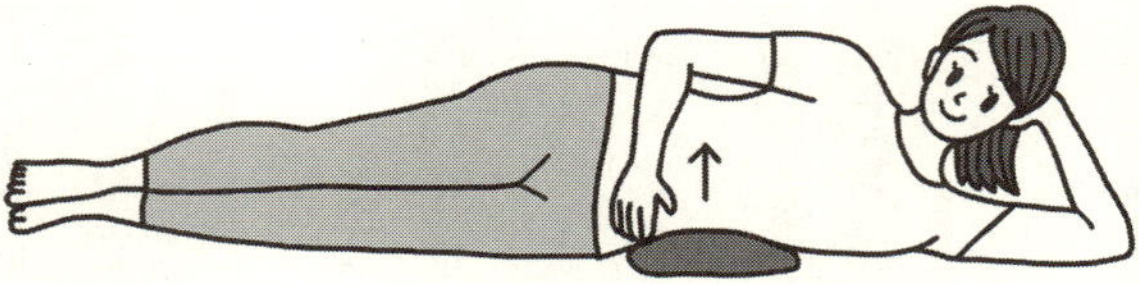

②今度は左脇腹に枕を当てて横になり、右手で腸を刺激する。右手で左脇腹の下部を持ち上げながら、S状結腸を刺激するイメージで約1分間マッサージする。

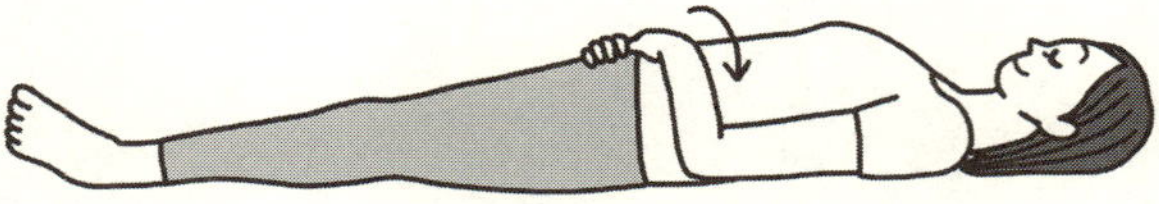

③仰向けになり、体を大の字にして深呼吸。両手を下腹に当て、そのまま両手で約1分間さする。

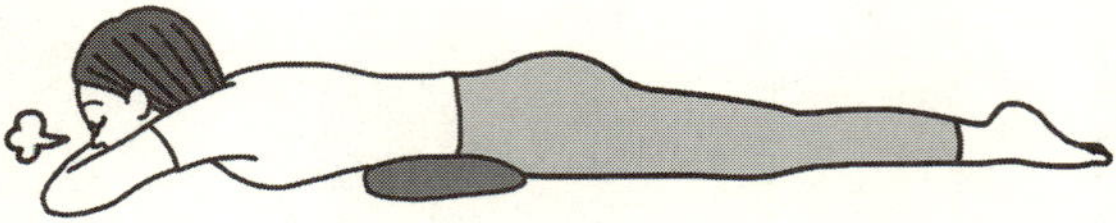

④うつ伏せになり、ゆっくりと約1分間深呼吸をする。お腹までしっかり息を吸い込むと直腸が刺激される。

ます。腸が圧迫されて動き出し、ガスが出やすくなるとともに、お腹までしっかり息を吸い込むことで直腸が刺激されます。なお、このときにはお尻の力は抜いてください。

○半身浴で体を芯から温める

大腸の機能を高めるためには、「体を冷やさない」ことがたいへん重要です。腹巻きを着用するなど、夏でも体を温めるよう意識することで、腸が動きやすい環境をつくることができます。「冷え」は万病のもとだといえますが、「冷え」を防ぐための実践は、「大腸リセット」にとってもとても大切です。

お風呂に入ったときは、体の芯を温めるためにも、必ず湯船に浸かっていただきたいものです。

腸管の働きは、体温が上昇することでも活発化します。ただし、あまり熱いお湯に入ると交感神経が優位になってしまい、腸には好ましくありません。ぬるめのお湯を意識してください。

また、週に1〜2回は、「腸揉み入浴」をしてみてください。「腸揉み入浴」は、半身浴（みぞおちから下だけ浸かる入浴法）の最中におこなうことで効果が高まります。

湯船にぬるめのお湯（38度前後）をはり、半身浴をしながら、①下腹部の右下から、骨盤に沿って上がるように揉む。②へその右上から、へそ下を通って左脇腹に手を移動させる。③左脇腹から、骨盤の内側に沿って下がるように揉む。
①〜③を2〜3周おこなってください。
なお、ペパーミント配合の入浴剤を湯船に入れておこなうと、お腹のガスの排出にも効果があります。

第2章まとめ

①まずは内臓感覚を取り戻す
②大腸の環境を良くする7つの食材
ⅰ）オリーブオイル　ⅱ）水溶性食物繊維　ⅲ）ココア　ⅳ）オリゴ糖　ⅴ）植物性乳酸菌（ラブレ菌）　ⅵ）キウイフルーツ　ⅶ）もち麦

③内側からの大腸リセット……食事の工夫、7日間腸内リセットプログラム
など
外側からの大腸リセット……ウォーキング、ストレッチ、マッサージ、体を
温める　など

第3章

腸からのマイナス寿命を止める！

前章では、「大腸リセット」とは何かについて触れ、具体的なリセット方法をお伝えしました。内と外からの「大腸リセット」を実践することで「停滞腸」は解消の方向に向かい、腸はまっさらな状態に近くなっていると思います。

しかし、大腸にマイナスになる要素を把握していないと、また大腸の働きがだんだん低下してきて「停滞腸」となり、さまざまなトラブルの要因となります。本章では、腸からのマイナス寿命をくい止めるために、大腸の健康と寿命にとってマイナスとなる要素、大腸に負担をかける生活とはどんなものか、またその解決法について具体的に述べます。

腸の状態を良くすることで寿命を巻き戻し、長寿を目指します。

パート1　抗酸化のために

腸と寿命の大敵、活性酸素！

現代人の生活には、腸（小腸・大腸）に負担をかける要素が数多くあります。生活にそれらの要素が増えれば増えるほど、心身ともにストレスを強く感じるようになり、腸の働きが低下し、一時的に止まってしまうことさえあります。

腸（小腸・大腸）のみならず健康寿命にも悪影響を及ぼしてしまう大敵として、真っ先に挙げなければいけないのが「活性酸素」です。

ヒトは、酸素を体に取り入れてさまざまな栄養素と結びつけ、細胞内の脂肪を燃焼させることでエネルギーをつくっています。体のなかでは酸化反応が起きているのですが、取り入れる酸素の量とエネルギーをつくり出す栄養素の量が同じであれば問題は生じません。ところが、たいていは取り入れる酸素量のほうが多くなりがちです。その、多く取り入れすぎた酸素のことを「活性酸素」といいます。

活性酸素が体のなかで増えると、体が「酸化」します。金属における錆びと同じで、ヒトの体も酸化することで錆びついてしまうのです。体の錆びつきイコール「老化」ですから、活性酸素の増加は健康寿命を縮め、さまざまな不調を抱える原因をつくってしまいます。

活性酸素の働きには本来、長所と短所の両面があります。細菌などの外敵を攻撃することが長所です。たとえばスーパーオキシドという活性酸素のひとつは、白血球やマクロファージなどの細胞の表面にある酸化酵素によりつくられ、細菌を退治します。つまり免疫機能の一端を担っている、ということです。

ところが、遺伝子を傷つけてがん細胞をつくり出したり、血液中の悪玉コレステロール（LDL）を酸化させて動脈硬化を起こしたり、ひいては心筋梗塞や脳卒中を招いたり、といった短所があります。さらに、いま挙げた疾患の危険因子である高血圧や脂質代謝異常、肥満、糖尿病などの発症にも、活性酸素が深く関わります。

こうした活性酸素の悪い働きを抑制していくことが、私たちの生活に必要となる理由がおわかりいただけるはずです。

抗酸化の強い味方、ファイトケミカル

活性酸素による酸化反応を抑える働きが、抗酸化反応です。体には、活性酸素を消し去る抗酸化システムが存在しています。そしてこのシステムに関与するのが、抗酸化物質と抗酸化酵素（体内でつくられるたんぱく質で、抗酸化反応の際に触媒の役割を果た

す酵素)です。

食品由来の抗酸化物質は、野菜や果実に豊富に含まれています。そして、これらをはじめ植物に含まれる機能性成分を総称して「ファイトケミカル」といいます。ファイトケミカルは、植物が自らの生命を守るためにつくり出した天然成分なのです。

ファイト(フィト)はギリシャ語で「植物」、ケミカルは英語で「化学」という意味ですから、ファイトケミカルとは日本語で「植物がつくる化学物質」と訳されます。またファイトケミカルは植物だけがつくれる成分であり、ヒトや動物にはつくり出せません。その意味でもたいへん貴重な成分です。

日光を多く浴びた野菜や果実ほど、ファイトケミカルをたくさん含んでいるといわれますが、このファイトケミカルには3つに大別される重要な働きがあります。抗酸化作用、免疫を強める作用、がんを抑える作用です。

1 抗酸化作用

活性酸素の有害性を除去する働きです。体にもともと備わる抗酸化力は年齢とともに低下し、活性酸素がつくられるスピードに追いつけなくなるといわれています。ファイトケミカルの抗酸化力は、活性酸素から身を守る強い味方です。

2 免疫を強める作用

免疫を強める作用には、免疫細胞の数を増やし働きを活性化させる作用、免疫細胞を活性酸素から守る作用、がん細胞を攻撃する免疫細胞を賦活《ふかつ》化する作用があるといわれています。たとえばキャベツ、ニンニク、タマネギなどには、イオウ化合物と総称されるファイトケミカルがたくさん含まれています。このイオウ化合物には、免疫細胞を活性酸素から守る働きがあるといわれています。

3 がんを抑える作用

がんを誘発する活性酸素に対抗したり、免疫細胞を活性化させたりすることによって抗がん作用を発揮する、といわれています。

ファイトケミカルはスープで摂取

本来、ファイトケミカルは植物が自身を守ることを目的につくっているため、外敵による影響を防ぐ意味でも、植物自身の細胞のなかで非常に安定した状態を保っています。それをヒトが摂取するには、植物の細胞膜を壊す必要があります。

細胞膜を壊すためには、熱を加えてファイトケミカルを細胞膜の外に溶け出させなければいけません。つまり野菜や果実を一定時間火にかけ、煮てから食べるのがいいのです。同じ野菜を生のままでジュースにしたものと比べ、火にかけて野菜スープにしたものは、10〜100倍もの抗酸化作用を発揮することがわかっています。もちろん、免疫を強める作用やがん抑制作用も大きく働きます。

ファイトケミカルを摂るというとき、真っ先に野菜スープが勧められるのには、このような理由があるのです。

パート2　腸(小腸・大腸)と寿命のためにやってはいけないこと

「腸と寿命にマイナス」〝日常生活〟編

○お腹を冷やす

猛暑の日にアイスクリームやかき氷、清涼飲料水など冷たいものを摂りすぎて、暑さは和らいだけれどお腹を壊してしまった、という経験のある人は多いはずです。お腹を冷やすことが、即、大腸の働きの低下・悪化につながることは歴然としています。

冷たいものを飲食してお腹が冷えるのは、ある意味でわかりやすい現象ですが、私がより深刻だと考えているのが、気温差を体験することによる大腸の冷えです。いわゆる冷え性の人が多い女性のほうがわかっていただきやすいように思いますが、たとえば真夏に外から帰宅して、冷房の利いた部屋に急に入ってしばらく過ごすと、今度は猛烈な寒気を感じ、その後お腹の不調を覚えるといった経験も意外に多くの人がしているはずです。

つまり、気温差が激しくなればなるほど体にストレスがかかり、体そのものと大腸が冷えてしまうのです。これは明らかに停滞腸や便秘を招く原因となります。現に私のクリニックでも、気温差が10度を超えると訪れる患者さんの数が増えてきます。

EXVオリーブオイルをプラスして腸を温める

大腸を温めるのに有効なのが、エクストラバージン(略称:EXV)オリーブオイルを上手に食事に取り入れることです(オリーブオイルについては第4章でも詳しく述べます)。

日清オイリオグループの研究所で、次のような調査をおこなってもらいました。

①ミネストローネ300㎖に対してEXVオリーブオイルを10㎖程度、まわしかけてからスープを飲む

②EXVオリーブオイルをかけずに、そのままミネストローネを飲む

①と②それぞれの場合で、「飲んだ直後」「30分後」「60分後」「90分後」に体温を測り、体温上昇の様子を比較しました。

その結果、②ではスープを飲んだ直後には体温が上がっていくものの、90分後には体温が下がってしまいました。いっぽう、①では飲んだ直後から②よりも体温が上がっているだけでなく、90分が経過したあとも高体温をキープしたのです。

つまり、EXVオリーブオイルを入れたミネストローネには、体温を上昇させ、さらに長時間高い体温を保つ効果があることがわかったのです。ちなみに、ショウガは温かいものと一緒に摂らないと保温効果が生じません。

EXVオリーブオイルに限らず、スパイスなど、保温効果や体を温める効果が大きい食材はほかにもあります。それらを上手に食生活に取り入れることで、冷えを防ぎ、腸を内側から活発に動かすことができます。

○腸（小腸・大腸）にダメージを与える「炭水化物抜きダイエット」

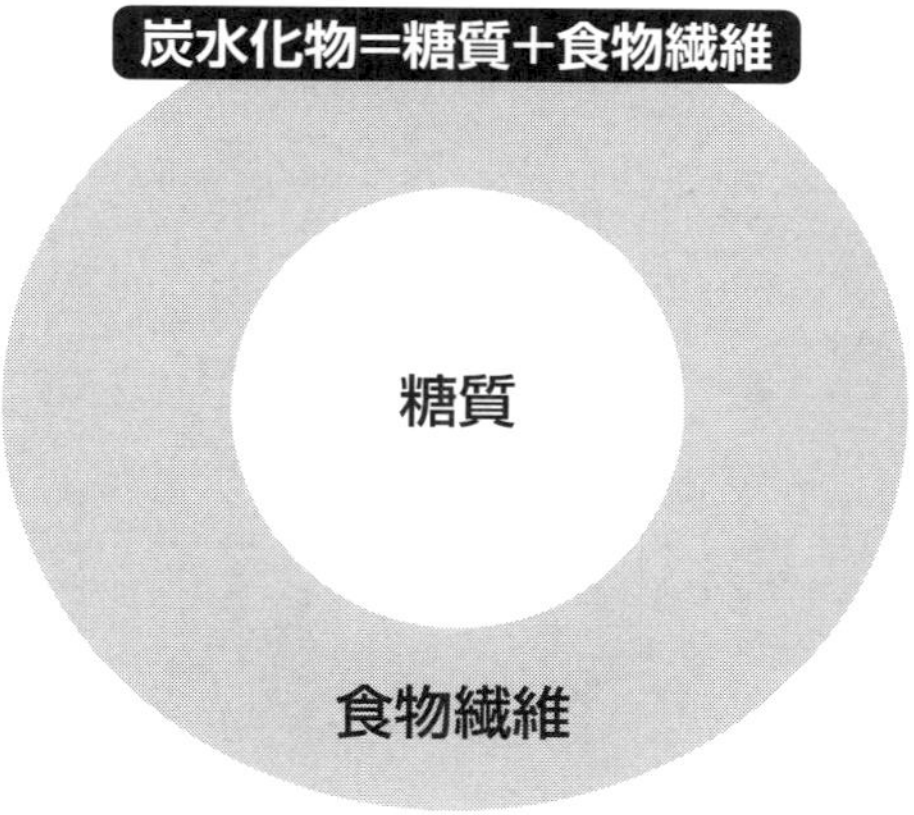

炭水化物という物質は、糖質と食物繊維で構成されています。炭水化物（糖質）は人間にとって主要なエネルギー源であり、現代の日本では全摂取エネルギーの約60％を占めています。炭水化物に含まれる食物繊維には、血糖値上昇を抑制する働きがあります。さらに食物繊維は、便通の改善作用が認められることに加え、水溶性食物繊維がコレステロールを低下させ、便を軟らかくする作用も持つことが判明しています（第2章参照）。

糖質オフダイエットをおこなうというと、たいていは炭水化物抜きダイエットをすることになります。しかし、炭水化物を抜くと食物繊維の摂取量が減少することになります。

食物繊維の摂取量が減れば、便のもとになる素材も減少してしまいます。そのことで排便障害、つまり便秘を起こしやすくなるのです。さらには、肥満やメタボリックシンドローム、糖尿病などにつながる可能性も示唆されることに注意してほしいものです。

○「炭水化物抜きダイエット」は寿命を縮める⁉

腸（小腸・大腸）とは直接関係ありませんが、糖尿病の患者さんが食後の血糖値上昇を抑えるために炭水化物（糖質）を極端に控えるというのはわかりますし、糖尿病でない人でも、単純に、糖分を多く含む飲料水や食品の摂取を控えるだけならばよいのです。しかし病気でもない人が、糖質を含んでいるという理由だけで、穀物や野菜、果物の摂取を必要以上に制限するのは考えものです。実際、炭水化物を制限した食事を長期にわたって続けた場合の影響や安全性は明らかになっておらず、むしろさまざまなリスクも指摘されているからです。

もしかすると、「炭水化物抜きダイエット」は寿命を縮めるかもしれない、ということさえ示唆する2つの調査報告について、以下に紹介します。

低炭水化物ダイエットで女性の心臓病などが増加

1つ目の調査報告は、炭水化物（糖質）食を控えた生活、つまり「炭水化物抜きダイエット」を長く続けると、心臓や血管に関係する疾患が増加する、というものです。

これは、ハーバード大学のPagona Lagiou氏らの国際研究チームによるもので、極端な炭水化物（糖質）制限食として知られるアトキンスダイエットが、心筋梗塞や脳卒中、動脈硬化などの心血管疾患の増加を招くことを指摘しています。

同チームは、スウェーデン・ウプサラ地方の女性（31〜49歳）、約4万4000名を約15年間にわたり観察しました。この研究の対象となった中高年女性は、高たんぱく質摂取につながる糖質制限によるダイエットをしばしばおこなう人々でした。

その結果、糖質摂取量の低下、あるいはたんぱく質摂取量の増加は、心疾患に関する事故（心血管イベント）と関連していたことがわかったのです（2012年6月26日付の英医学誌「ブリティッシュ・メディカル・ジャーナル」）。

調査中に実際に生じた心血管イベント、全1270例の内訳は、心筋梗塞など虚血性心疾患が703例、脳梗塞が294例、脳出血が70例、くも膜下出血が121例、末梢動脈疾患が82例です。

同誌は、炭水化物とたんぱく質の摂取量によって全症例を10段階に分けて分析しています。炭水化物の摂取量が1段階減り、たんぱく質の摂取量が1段階増えるたびに、それぞれ発症の危険が4％ずつ上がっています。また、一般的にいえるのは、炭水化物を制限する食事では高たんぱく質になる傾向があることです。また、これは大事な点ですが、低炭水化物・高たんぱく質のグループでは、そうでないグループに比べて疾患の危険性が最大で1・6倍も高まりました。

炭水化物を控えた食事は、食物繊維やビタミン、ミネラルの摂取を減少させるだけでなく、高たんぱく質の食事を続けることでコレステロールや飽和脂肪酸などの摂取が増えます。今回の調査結果から、Lagiou 氏らは、短期的な効果は不明ながら、炭水化物やたんぱく質の種類とは関係なく、炭水化物を抑え、かつ高たんぱく質な食事を続ける場合に心血管疾患のリスクが上がるのは不思議ではない、と述べています。

糖質制限食が死亡リスクを上げる可能性

２つ目は、次の調査報告です（国立国際医療研究センター糖尿病研究連携部が、２０１３年1月25日に発表）。

炭水化物を極端に減らした食事を長期間続けることによる効果や安全性が明確でないとして、国立国際医療研究センター糖尿病研究連携部の能登洋氏らが、２０１２年９月までに発表された糖質制限食をテーマとした海外の医学論文から、ヒトでの経過を5年以上追跡し、死亡率などを調べた9論文をメタ解析しました。メタ解析とは、複数の臨床研究のデータを収集したうえで統合し、統計的方法で解析する手法のことです。対象者は27万２２１６名（女性66％、追跡期間５～26年）で、総死亡数は1万５９８１名でした。

総カロリーに占める糖質の割合をスコア化（ＬＣスコア：low-carbohydrate score）すると、低糖質の食事を続けたグループで31％も総死亡リスクが高かったのです。

低糖質食を続けたグループと高糖質食を続けたグループ（糖質を制限せず、きちんと摂っていたグループ）を比較したＬＣスコアでは、心血管イベントが原因の死亡リスクは低糖質群で10％上昇していました。

つまり、低糖質の食事を続けたグループの死亡リスクは上昇し、糖質制限食には長期的な効用が認められないことが示唆されたのです。

ただし、能登氏らが検討した論文は、いずれも糖尿病でない人を対象にした試験なので、糖尿病患者への影響は不明です。また、解析の対象がすべて海外の論文なので、日本人の場合にも同じことがいえるかどうかは、慎重に考える必要があります。

とはいえ、この調査により、糖質を抑えた食事を長期間続けることで、死亡リスクが上がる可能性については判明したといえるでしょう。炭水化物は、決して悪者ではないのです。

○1日1〜2食の生活

「1日3食」を習慣化させることの重要性については前章で触れました。ダイエットが目的だったとしても、大腸の健康を併せて考えるならば、習慣的な「1日1〜2食」の生活はダイエットにもかえって逆効果になるでしょう。

ダイエットで食事の量が少なくなると、まず栄養不足を招き、さらに食物繊維の摂取量が減ることで、便秘の原因をつくってしまいます。

最も抜いてはいけない食事が朝食です。大ぜん動という、大腸にとってとても大切な運動のほとんどは、朝食を摂ることで引き起こされるからです。大ぜん動はだいたい、朝食後約1時間のあいだに起き、10～30分程度しか持続しません。ですからもし朝食を摂らないでいると、大ぜん動を起こすことができず、結果的に排便もなくなり、慢性便秘症の引き金を引くことになるのです。

朝食を摂らない生活に食物繊維の不足が加われば、腸内環境を悪くするばかりです。

なかには、「私はダイエット中ですが、朝にはグリーンスムージーを飲み、きちんと栄養補給をしています」という人もいるかもしれません。グリーンスムージーには緑黄色野菜や果物が何種類も入っているので、一見すると大腸の健康にも役立ちそうです。ただ、グリーンスムージーだけの朝食は決してお勧めではありません。

スムージー一杯に含まれる食物繊維の量はそれほど多くありませんし、何よりたんぱく質が摂れないので、栄養の偏りを防ぎようがなくなるからです。

理想的な朝食としては、やはりごはん（時間的にゆとりがあるときは「もち麦ごはん」）を主食とし、味噌汁、納豆などを摂る昔風の一汁三菜がお勧めです。パン食であれば、ライ麦パンに野菜スープ、ヨーグルトなどのメニューを摂るといいでしょう。

○大腸内視鏡検査を受診していない――寿命との関係性

〝日常生活〟編の最後に、少し視点を変えて大腸と寿命との関係について考えてみます。

医療技術の進歩により、いまはがんに罹患しても平均寿命をまっとうできる人が非常に増えています。たとえばステージ4の大腸がんが見つかった人のうち約6割は、治療をおこなうことで、その後10年間生きることができます。ステージ3Bの人であれば、治療をおこなうことで約9割の人がその後10年生きられます。早期に発見できれば、罹患後の生存率はさらに高くなります。

そういうことと関連して、大腸がん経験者においても多くの人が平均寿命をまっとうしているのですが、大腸がんを早期発見するのに役立っているのが、大腸内視鏡検査の実施です。大腸がんの患者さんの寿命が延びた背景には、じつは大腸内視鏡検査を受けた人の数が増えたという事実が大きく影響しているのです。専門医としての願望だけでなく、このような寿命という観点からも、私は大腸内視鏡検査を1人でも多くの人が受けるべきだと考えています。

49ページで紹介したリンチ症候群が疑われる人は、年齢が若くてもまずは1回目の大腸内視鏡検査を受けてください。それが寿命を延ばす方法です。

大腸内視鏡検査は、長さ約1・4メートル、太さ約11ミリメートルの柔らかいチューブを肛門から大腸に入れ、モニターに腸の内部を映し出して調べます。診断の精度は90%以上と高く、数年前からハイビジョンの内視鏡用モニターも開発・使用されています。検査中に病変が見つかれば、そこで組織の一部を採取して組織学的検査にまわせますし、小さながんやポリープならその場で切除することができます。ちなみに、大腸内視鏡検査を受けることでがんやポリープのほか、潰瘍性大腸炎が見つかる人も多数にのぼります。

大腸がんの早期発見に役立つ大腸内視鏡検査ですが、「ごくまれに大腸壁を傷つける」「検査前に飲む下剤や内視鏡挿入が苦痛だ」といった問題もあるのが実情です。病院や施設のホームページなどをチェックし、安心できるところを選んでほしいものです。受診先を見極める際に私が必要だと考えるポイントを、以下に列挙します。①から⑧が当てはまるかどうかが目安となります。

①担当医師が1人で大腸内視鏡検査を1万件以上おこなっている
②鎮痛剤や鎮静剤などを使って検査する
③眠っている意識のない状態で検査できる
④パルスオキシメーター（心拍数、血中酸素濃度を観察する機器）を装着して検査する
⑤検査中に体を動かすような指示をしない（体位変換させない）
⑥医師が1人で検査をおこなっている
⑦検査終了後に寝られる部屋（回復室＝リカバリールーム）がある
⑧以前検査を受けた患者さんが「もう一度受けてもよい」と言っている

大腸内視鏡検査には、意外な効果も生じます。この検査では「腸管洗浄液」服用後に

腸内の便を出していただいたあと、さらに残った便などを取り除くために器具を肛門から入れ、微温湯（ぬるま湯）で大腸を洗浄します。この、ぬるま湯で洗浄するところがポイントです。これにより大腸が温まると、検査後に患者さんが「便秘が良くなった」「以前とは比べられないほど快便の回数が増えた」などとおっしゃる機会が非常に多くあります。

体を温めることが停滞腸の解消につながることは、第2章や本章で述べた通りですが、私のクリニックでおこなう大腸内視鏡検査でも、実際に確認されているのです。

お勧めの施設・病院

日本においては、いま年間約1300万名が内視鏡検査を受けているといわれていますが、その内訳は胃の内視鏡検査が約900万名、大腸内視鏡検査が約400万名、小腸内視鏡検査が約8000名です。つまり、大腸内視鏡検査を受ける人の数は一昔前に比べればだいぶ増えたとはいえ、胃の内視鏡検査を受ける人の数にまだ全然追いついていません。胃や十二指腸の疾患数は年々減り、大腸の疾患が非常に増えている現状に照らせば、大腸内視鏡検査を受ける人の数はもっと増えていいはずです。

大腸内視鏡検査を受ける人の数がなかなか増えない背景には、受けられる病院・施設の数が少ないことがあります。どういうところを選んだらいいか、私のお勧めする施設・病院をお伝えします。ポイントは「スコープ挿入時に痛みを感じない」ということです。一度痛い思いをすると、この検査を二度と受けたくない、と思ってしまうからです。

東日本では鎮静剤鎮痛剤を使った内視鏡検査が少しずつ増えていますが、西日本では使う施設がまだ少ないようです。

お勧めの施設・病院紹介

●日本橋レディースクリニック
東京都中央区日本橋室町1－5－2　東洋ビル8F
TEL 03-3516-3150　http://nl-clinic.jp/

●さたけクリニック

東京都大田区大森北4-10-2
TEL 03-3761-5419 http://www.satake-cl.com/

●ムラタ胃腸内視鏡クリニック
東京都三鷹市下連雀3-2-1
TEL 0422-26-8865 http://www.muratakai.net/

●すぎさか胃腸クリニック
東京都調布市仙川1-50-1 パール仙川Ⅲ3F
TEL 03-5315-8858 http://www.sugisaka-clinic.com/

●なかじょう内科
東京都西東京市住吉町3-9-8 ひばりヶ丘メディカルプラザ2F
TEL 042-438-6117 http://www.nakajo-naika.com/

●さとうクリニック
千葉県船橋市前原西4-17-16
TEL 047-472-1727 http://www.sato-clinic-tcs.com/

●土屋外科内科医院
千葉県いすみ市大原7552
TEL 0470-62-0007　http://tsuchiyageka.or.jp/

●あきばクリニック
神奈川県横浜市中区野毛町3-1-6 0-4　ちぇるる野毛2F
TEL 045-250-0781

●畠山クリニック
神奈川県横浜市港南区上大岡西1-16-19　上大岡エントランスビル2F
TEL 045-848-2525　http://hatakeyama-clinic.jp/

●井上胃腸内科クリニック
神奈川県横浜市港北区綱島西3-2-20　綱島別所プラザ2F
TEL 045-540-7754　http://www.f-inoueclinic.jp/

●鎌倉医院
神奈川県横須賀市野比2-29-22

TEL 046-848-1896

●篠ノ井鈴木医院

長野県長野市里島88

TEL 026-261-1515

●かんやまクリニック

大阪府門真市末広町1-11

TEL 06-6780-3600　http://kanyama-clinic.net/

●礒崎医院

兵庫県川西市南花屋敷4-6-16

TEL 072-759-7938

●豊永医院

福岡県飯塚市吉原町1-9

TEL 0948-22-5423　http://www.toyonaga.org/

●松島クリニック

神奈川県横浜市西区伊勢町3－1 3 8
TEL 045-241-7311　http://clinic.matsushima-hp.or.jp/

●松生《まついけ》クリニック
東京都立川市羽衣町2－12－27
TEL 042-522-7713　http://matsuikeclinic.com/

「腸と寿命にマイナス」〝食材〟編

○ヨーグルト神話に振り回されないで

腸に良い食品と聞いてまず思い浮かべるものに、ヨーグルトがあるかもしれません。

現代は、ヨーグルトは万能というイメージさえできつつあります。ヨーグルトには乳酸菌（動物性乳酸菌）が含まれ、それらが腸内細菌の善玉菌を増やす作用があることは、一般的にもよく知られています。

しかし、ヨーグルトが日本人の健康にどこまで役立っているかについては、いまだに謎が多い面があるのです。たとえば大腸の領域であれば、慢性便秘症の人に毎日ヨーグルトを摂ってもらうと、１週間の排便回数が増加したという報告が確かにあります。ところがこのような論文やデータのほとんどは、対象としている慢性便秘症の人の下剤服用量の変化については記載がありません。

慢性便秘症の人の腸管機能の改善状況を知るには、下剤服用量の増減を目安とするのが最適と考えられていますが、そのように下剤服用量を調査したデータは見たことがないのです。つまり、多くのデータでは下剤服用者とそうでない人とが混在しているため、ヨーグルトが本当に慢性便秘症の人の腸管機能を改善したかどうか、はっきりさせたことにはならないと私は考えています。

さらに、ヨーグルト１００グラムあたりの成分を見ると、血清コレステロールを増加させる作用のある飽和脂肪酸は１・８３ミリグラム、コレステロール値は12ミリグラムです。これが同量の豆乳では、飽和脂肪酸が０・３２ミリグラム、コレステロール値は０ミリグラムです。つまりヨーグルトは、豆乳に比べて脂肪分が非常に多いことがわかります（『日本食品標準成分表２０１５年版（七訂）』より）。

また、ヨーグルトに含まれる動物性乳酸菌は、胃液や腸液のなかでは生存しにくい性質を持っています。体に良いというイメージを鵜呑みにして、ヨーグルトをはじめとした乳製品を毎日摂っていると、かなりの量の脂肪分を摂取することになるのです。ヨーグルトを食べるのであれば、低脂肪ヨーグルト、あるいは無脂肪ヨーグルトをお勧めします。

日本人の食生活は、ここ50年間で大きく変化しており、乳製品の影響を一概に評価するのは難しいのですが、１９７０年代以降の乳製品摂取量の増加が、糖尿病などの一因になっていると考えている専門家もいるほどです。

○赤身肉は大腸がんの危険因子

赤身肉を多く摂ると（1日80グラム以上）、大腸がんのリスクが増加します。

米国がん研究協会（ＡＩＣＲ）、世界がん研究基金（ＷＣＲＦ）による最新版の報告でも、赤身肉は大腸がんのリスクを確実に上げ、大腸がん発生率の最も高い危険因子のひとつであるとしています。

赤身肉とは、牛肉や豚肉のなかで脂肪の少ない「もも」の部分などのことで、鶏肉は除外されています。では、赤身肉はなぜ大腸に悪いのでしょうか。赤身肉ががんのリスクとなる理由としては、次の2つがいわれています。

第1に、赤身肉には、コレステロール値を上げる飽和脂肪酸が多く含まれているため、多く摂ると肥満などのメタボリックシンドロームを引き起こす点です。肥満は大腸がんの危険因子のひとつに数えられています。

第2に、赤身肉に多く含まれる鉄分の問題です。鉄分と脂質が組み合わさると、活性酸素をつくる鉄イオンのフェトン反応を起こしやすくなるといわれます。活性酸素は、生きていくために必要不可欠な酸素が変化してできる物質ですが、体内で活性酸素が多く発生すると、細胞や組織などが酸化してダメージを受け、老化やがんなどの引き金になります（本章102ページ参照）。

赤身肉のように赤色が強い肉ほど、鉄分が多く含まれています。赤色の正体はミオグロビンという色素たんぱくで、これに鉄が含有されています。ミオグロビンは筋肉のなかに存在し、酸素を細胞まで運ぶ役割があるのですが、腸の健康を考えるなら、赤身肉の摂取はできるだけ控えるのが賢明です。

アメリカの研究では、摂取の目安は1日80グラム以下とされています。日本人の肉類摂取量は、1日平均80グラム以上の世代が増加してきました。腸の健康と寿命を考えるならば、肉の摂取量を1日平均80グラム未満に抑えるために肉食を一日おきとし（肉の日と魚の日を交互にするといい）、さらに1日3食のうち夕食のおかずとして食べるのがお勧めです。

○目に見えない油に注意

油（脂肪）は、たんぱく質や炭水化物と並んで、人間に必要な3大栄養素のひとつで、エネルギー源となって体の組織を正しく働かせるという重要な役割を担っています。現時点で理想的な油の摂取量は、摂取エネルギー全体の20～25％といわれています。

ここで注意しなければならないのが、摂取する油の質です。油の主成分は脂肪酸で、大別すると飽和脂肪酸と不飽和脂肪酸になります。このうち不飽和脂肪酸は、体内でつくることのできない必須脂肪酸を多く含んでいるため、食事として外部から摂取しなければいけません。不飽和脂肪酸は、人間の体をつくる細胞膜を構成している成分でもあります。

この細胞膜には、細胞が必要とする栄養素を取り込み、不要なものを細胞のなかに入れないようにするという重要な働きがあります。そのため、細胞膜が健康でないと、細胞に十分な栄養が行き渡らなくなると同時に、不要物の排出もうまくいかなくなります。また、細胞膜に異常が起こると、発がん物質が体内に貯留しやすくなる可能性まで出てきます。

不飽和脂肪酸は植物性脂肪（植物油）に多く含まれ、飽和脂肪酸は動物性脂肪（肉類、乳製品〔バター、ヨーグルト〕など）に多く含まれています。日本人の食生活が欧米化した結果、油の摂取量が次第に増加し、しかもその油は動物性脂肪に偏る傾向が強まっています。

ちなみに、食生活が欧米化したというときの「欧米」として私が念頭に置いているのは、肉類・乳製品を多く摂る北米や中部以北のヨーロッパで、オリーブオイルや魚類・穀物・野菜・果実を多く摂る南ヨーロッパ（地中海沿岸地域）は指していません。地中海型の食生活については第4章で述べるので、そちらを参考にしてください。

ところで、油には食用油やバター、ラードなどのいわゆる「見える油」ばかりでなく、「見えない油」もあることに注意を払う必要があります。「見えない油」とは、肉類や穀類、魚類、乳製品、加工品などの食品に含まれている油のことです。油の摂りすぎを心配する人は、この「見えない油」の摂り方に十分気をつけてください。

現在の日本人は、「見える油」1に対して、「見えない油」を3・7摂っているといわれています。たとえば、乳製品からは1日平均4・7グラム、卵からは3・4グラムの油を摂っています。

意外に知られていないのが、加工食品に含まれている油です。たとえば、餃子には具だけでなく皮にも油が塗られていることが多いのです。餃子に限らず、加工食品は製造までの過程で、味だけでなく形を整え、見た目を美しくするために、同じ料理を手作りするのに比べて多めの油を使うことになります。大量生産されているサンドイッチならば、パンの内側だけでなく、なかの具を接着させるためにマーガリンなどの油を使っていることがあります。日常的に用いるカレーやシチューのルーにも、油は多く使われています。さらにクッキーやケーキ、チョコレートなどの菓子類にもかなりの量の油が使われています。インスタントラーメンでは、100グラム中に20グラムの油が含まれているものもあるのです。

このような「見えない油」には、十分に注意してください。

○ファストフード食はNG

「見えない油に注意すべき」という観点からも、ファストフード食はやはりお勧めできません。ファストフード食には油で揚げたものが多くあります。揚げるということは、油を180度前後の高温にすることを意味します。

油は高温になるにつれ、空気中の酸素と結びついて酸化します。さらに変質を経た結果、有害な過酸化脂質ができてしまうのです。この過酸化脂質により生じた酸化ラジカルが、細胞のDNAにダメージを与えることがあり、それが大腸がん発症に結びつくことがあるといわれています。

加えて、ファストフード食のフライドチキンやフライドポテトには、「ショートニング」が使われています。ショートニング加工を施すことでトランス脂肪酸ができ、このトランス脂肪酸は悪玉コレステロールであるＬＤＬコレステロールを増やし、善玉コレステロールであるＨＤＬコレステロールを減らすことがわかっています。

またファストフード食は、食物繊維の含有量が少ない点からも、「腸に良い」といえる要素がほぼありません。

アメリカで大腸がんの患者数が非常に多い原因のひとつには、このファストフードを好む食事傾向があるといわれます。ファストフード食が隆盛を保つ日本でも、このままいくとアメリカと同じ道を辿ることになりかねません。腸と健康長寿を念頭に置くならば、やはりファストフード食は極力控えるべきでしょう。

○外食、コンビニ食で気をつけたいこと

腸の健康を考えるなら、当然、食品添加物や保存料、合成着色料などが含まれる食品、また塩分濃度の高い食品やメニューは極力避けるのが賢明です。一昔前までは、外食やコンビニ食というと、こうした体に悪い食品の代名詞のようにいわれていました。

ところが、ここ数年は外食、コンビニ食においても、いわゆる「健康食ブーム」が続

いているようです。最近の外食やコンビニ食では、エネルギー消費量の記載のあるメニューが増えましたし、食物繊維含有量が書かれてあるものまで散見されます。

栄養バランスを考えるうえでも、肥満を防ぐ意味でも、このような情報は上手に利用したいものです（ただし、外食やコンビニ食で使われる「見えない油」に注意が必要であることは、いうまでもありません）。

私がコンビニ食でお勧めしているのは、「おでん」です。最も効率良く食物繊維が摂れてカロリーが低いだけでなく、腸の健康にいい具材が多いからです。

具材は、食物繊維を一番に考えるならこんにゃくやしらたきは欠かせません。原料となるこんにゃく芋には、食物繊維であるグルコマンナンが豊富に含まれています。グルコマンナンはヒトの消化酵素では消化できず、胃のなかで水分を吸収して膨張するために満腹感を生み、ダイエットにも最適です。血糖値の上昇を抑える働きもあります。

ほかに、ロールキャベツ、大根、昆布巻きといった具材にも食物繊維は多めに含まれ、またスープが体を温めてくれます。コンビニではインスタント食品やお菓子の代わりに、ぜひ「おでん」を買ってみてください。

沖縄クライシスから考える日本人の寿命

日本人の平均寿命は、男性が80・79歳、女性が87・05歳です（厚生労働省「簡易生命表　平成27年」より）。まさに日本は世界でも有数の長寿大国だといえるでしょう。このこと自体はたいへん喜ばしいことですが、反対に、心配のタネもあります。

「はじめに」でも述べた、「健康長寿」をめぐる問題です。

2000年代の初めまで、日本国内では最も長寿の人が多い地域として、沖縄県が知られていました。世界的にも有名で、2004年のアメリカ「タイム」誌には沖縄の長寿が取り上げられ、「100歳まで健康で長生きしたければ、沖縄に学ぼう（"How to live to be 100 and not regret it"）」と書かれたほどでした。さらに、その沖縄の生活習慣の良い点として、次の6つのポイントが同誌で指摘されました。

①白米摂取を少なくする
②霜降り肉の摂取を少なくする
③腹八分目

④規則的な身体運動習慣
⑤祖先崇拝や親類・縁者、地域住民間の濃密なネットワーク
⑥生き甲斐などの重要性がハイライトされている

ところが、2004年ごろを境に、沖縄の健康長寿社会は大きな変化を迎えました。琉球大学大学院医学研究科・内分泌代謝・血液・膠原病内科学講座（第二内科）教授の益崎裕章教授は、次のような見解を示しています。

「東京銀座にマクドナルド1号店が出店された1971年からおよそ10年先行して、沖縄県ではアメリカ合衆国の高脂肪・大量消費型の食文化が流入し、子供時代からその洗礼を受けてきた壮年世代、還暦世代を中心に、特に成人男性における肥満症、メタボリックシンドローム、糖尿病、高血圧症が急増し、人工透析の導入率や致死的な心血管・脳血管イベントの発生率が日本屈指のレベルに達している」

そして、都道府県別男性平均寿命のランキングを見ると、1985年に1位であった沖縄県が、1995年には4位、2000年には26位、2005年には25位と、急に順

位を下げています。

このような「沖縄クライシス」が起きた原因のひとつとして、益崎教授は「食習慣の急激な変化」を指摘したうえで、「1975年当時、65歳以上（すなわち、第2次世界大戦終結時、35歳以上）の沖縄県民の大部分は朝、昼、夕の三食ともに幼少期より〝煮イモ〟を主食としており、繊維成分が豊富できわめて低カロリー・低脂肪の質素な食事を摂ってきた」と述べています。

さらに、次のようにも指摘します。「戦前の沖縄では白米を常食していた人はきわめて例外的であり、テレビや雑誌で盛んに宣伝されている豚肉や動物性脂肪分の多いいわゆる〝伝統的〟沖縄料理は実際には王族・富裕層が正月や祝祭などの特別なときにのみ口にできた」と。つまり、いわゆる沖縄料理のイメージは、王族や富裕層の食事としてのみ当てはまり、一般的な庶民のそれではなかったというのです。

本州に10年ほど先んじて食生活・食習慣が欧米化（北欧化・北米化）した沖縄に見られる寿命のマイナス化現象は、日本全体の変化を先取りしているといえ、伝統的な庶民の食習慣にこそ長寿の原因があったとの指摘に、私もまったく同感です。

「沖縄クライシス」の背景には、食習慣の変化以外にも「夜型の生活、睡眠不足、不規則な生活などによる生体リズムの障害」や「高度な車社会の到来による運動不足」などがあったという考察もされていて、それらの背景についても首肯します。しかしそれはそれとして、やはり食生活の急激な変化が平均寿命に与えた影響はきわめて大きい、と私は思っています。

沖縄県で起きたことが、日本のほかの地域でも起こりつつあります。そのとき、腸の健康を保つことがどれだけ寿命に影響するのかについて考えることは、きわめて重要なのです。

第3章まとめ

① 野菜スープで抗酸化の味方、ファイトケミカルを摂る
② 腸は絶対に冷やすな
③ 炭水化物抜きダイエット・欠食は、腸の敵
④ 赤身肉・加工肉には注意

⑤ファストフードはNG・コンビニ食は「おでん」ならOK
⑥大腸内視鏡検査でがん・ポリープを早期発見へ

第4章 腸の寿命を延ばす！奇跡の「地中海式和食」

腸（小腸・大腸）へのダメージが全身の不調を引き起こすこと、だからこそ「大腸リセット」が重要なこと、腸の健康と寿命を保つために日常生活でやってはいけないことなどについて、ここまで述べてきました。

最後の第4章では、前章までの内容を総合的に踏まえ、「アンチエイジングと腸（小腸・大腸）」の関係について考えます。そのうえで、私の考える理想的な食生活についてご紹介します。

理想的な食生活とは、ずばり申し上げると「地中海式和食」です。「地中海式和食」については、私の過去の複数の著書でも述べてきましたが、腸（小腸・大腸）の健康、そして寿命ということを念頭に置いたとき、ぜひともこれを知って実践していただきたいという思いが強まるばかりです。

パート1 アンチエイジングと腸（小腸・大腸）――腸からの「健康長寿」のための3つの柱

本書のテーマである「寿命」についてもう少し突っ込んで考えた場合、腸（小腸・大腸）と寿命との関係で具体的にはどのようなことがいえるのでしょうか。パート1では、腸（小腸・大腸）と「健康長寿」の関係において重要となる3つの柱について、紹介します。

①カロリー制限 ②抗酸化 ③腸内環境

日本抗加齢医学会で、アンチエイジングの効果があると認められているのは、①カロリー・リストリクション（カロリー制限）と、②抗酸化です。つまり、高カロリーの食品や酸化している油物の食品はなるべく避け、低カロリーで抗酸化物質を多く含んだ野菜や果物などを積極的に摂るようにすべきだ、ということです。

この「カロリー制限」と「抗酸化」が、「健康長寿」のための1つ目と2つ目の柱だといえます。さらに3つ目の柱として、私は「腸内環境」が重要だと提唱しています。

腸内環境が悪いと、第1章のパート3に挙げたようなさまざまな病気を引き起こす可能性が高くなり、結果的に健康寿命も短くなってしまうからです。

実際、昔は多かった胃潰瘍や十二指腸潰瘍の患者数が減る傾向にあり、小腸・大腸の病気になる人は増加しています。大腸の病気になる人が増えていること自体、日本人の腸内環境が昔に比べて悪くなっていることを示しているといえるでしょう。

パート2 「地中海型食生活」とは

地中海型食生活と長寿の関係

本書で初めて「地中海型食生活」という言葉を目にする読者の方もいると思いますので、まずはこの食生活の魅力とはどういうものか、といったところから説明していきま

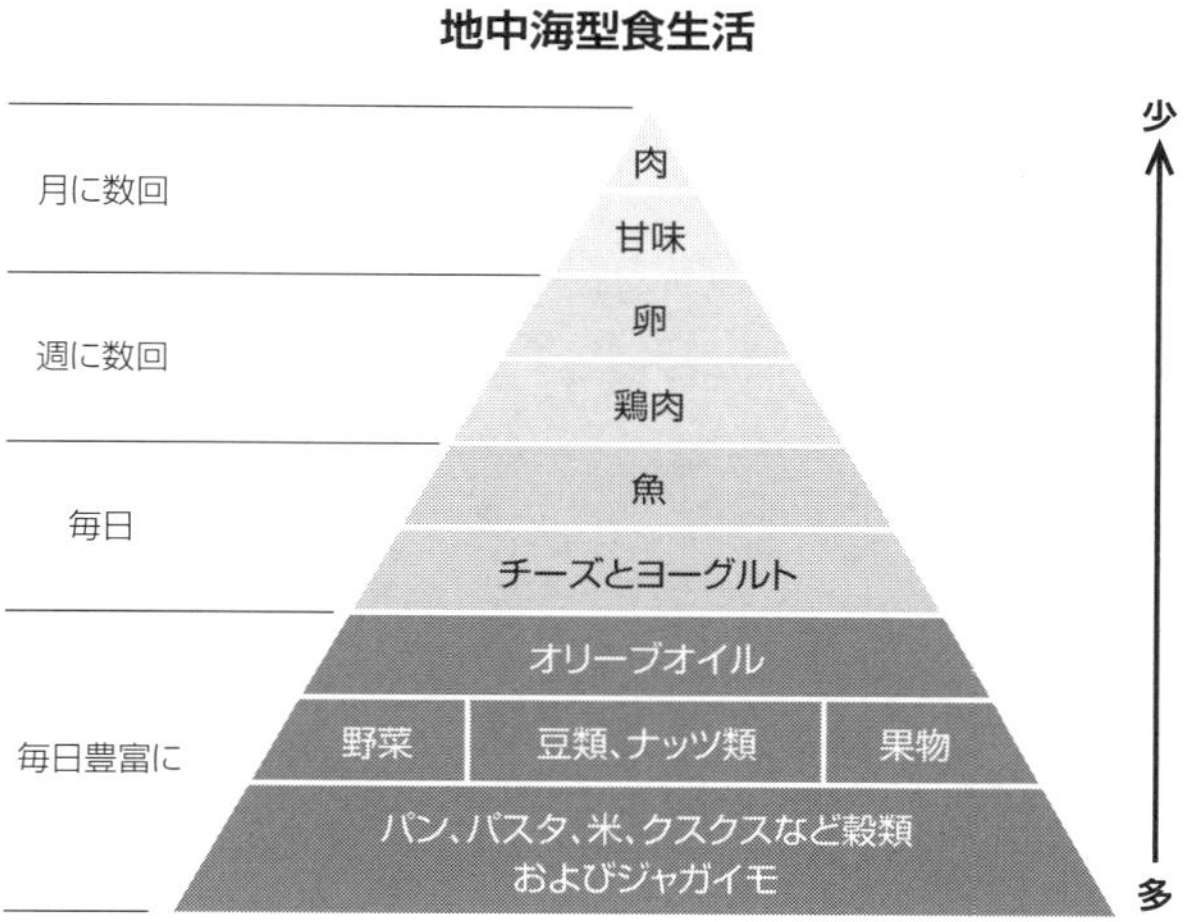

※地中海型食生活に関する国際会議より

す。

「地中海型食生活」とは、地中海沿岸部（南イタリア、スペイン、ギリシャなど）に住む人々に特徴的な食生活のことです。パンやパスタなどの穀類を主食に、野菜、豆類、果物を豊富に食べる、肉類を最低限に抑える一方で魚をほぼ毎日摂取する、というのが地中海型食生活の特徴です。さらに、オリーブオイルもしっかり摂り、チーズは加工されたプロセスチーズではなく、大腸の働きに良い善玉菌が豊富なナチュラルチーズを食べるのも大事な特徴です。

1960年代のことです。当時はまだ

各国の結腸がんによる死亡率と脂肪摂取量（1960年代）

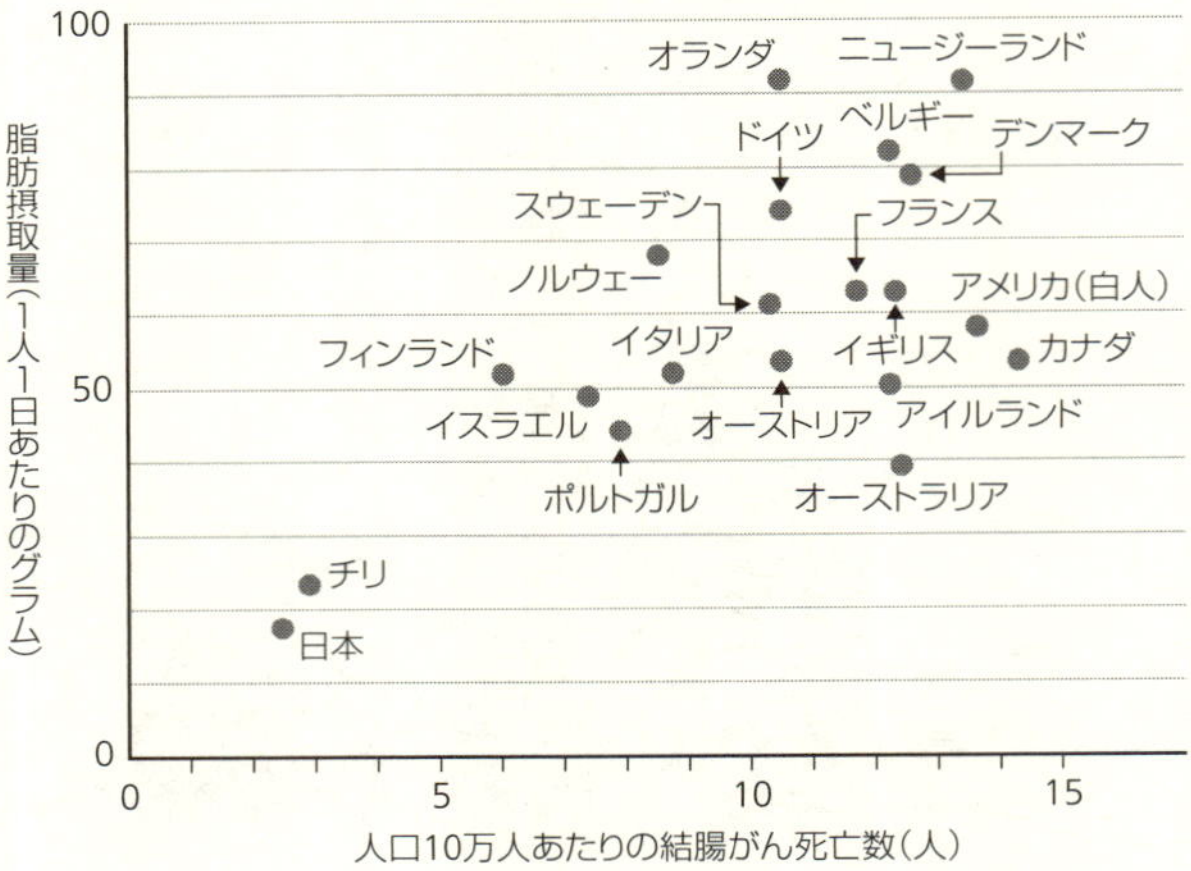

貧しい国の食事とされていた「地中海型食生活」を中心に、世界7か国の食事と心臓疾患の関連についての調査がおこなわれました（アメリカ・ミネソタ大学教授アンセル・キーズ博士による「7か国研究」）。

1960年代当時、そもそも脂肪摂取量の少なかった日本は、心臓疾患の罹患率はきわめて低い値を示していました。しかし、脂肪摂取量の多いアメリカなどは、心臓疾患の罹患率が高い数値を記録していました。ところが、脂肪摂取量ではアメリカと同程度であるイタリアなどは、心臓疾患の罹患率がアメリカよりもかなり低かったのです。

アンセル・キーズ博士は、摂取する脂肪の内容の違いがこのような結果を招いているのだ、と指摘しました。つまり、同じ脂肪でも肉類の摂取量が多かったアメリカと、オリーブオイルによる脂肪摂取が多いイタリアとでは、脂肪の内容が異なり、その結果心臓疾患の罹患率に差を生んでいるというのです。

さらにアメリカの疫学者であるワインダー博士らの調査(右ページ図)によって、脂肪摂取量は結腸がんとも関係することがわかりました。

健康的なダイエットに最適

「地中海型食生活」が注目されるうえで、2008年7月「ニューイングランド・ジャーナル・オブ・メディスン」誌に発表された、ダイエットと食事法についてのデータにも、大きな意味がありました。

イスラエルのシャイ博士らによる研究成果なのですが、それは①低脂肪ダイエット(脂肪の摂取量を抑える)、②地中海式ダイエット(地中海型食生活)、③低炭水化物ダイエット（糖質オフダイエット）の3つにおける効果を比較検証したデータです。

中程度（平均BMI値31％）の肥満患者322名（男性86％、平均年齢52歳）を対象に、それぞれのダイエット法を2年間にわたって継続し、体重・血糖値・コレステロール値の変化を追跡したものです。

その結果、体重は、低炭水化物ダイエットで平均5・5キロ減、地中海式ダイエットで平均4・6キロ減、低脂肪ダイエットで3・3キロ減となり、地中海式ダイエットは2位でした。ダイエットの継続率では、低脂肪ダイエットが約90％、地中海式ダイエットが約85％、低炭水化物ダイエットが約78％と、地中海式ダイエットは同じく2位でした。

しかしこの調査はここで終わりませんでした。2012年になって、同じ調査の4年後のデータ、つまり計6年間の経過観察の結果が公表されたのです。2012年のデータでは、計6年間の追跡調査を受けた被験者259名について解析されており、結果的に、体重は、地中海式ダイエットで平均3・1キロ減、低炭水化物ダイエットで平均1・7キロ減、低脂肪ダイエットで0・6キロ減となりました。なんと地中海式ダイエットが、最もリバウンド率が低かったのです。この点だけをとっても、「地中海型食生活」に興味を持たれる方は多いのではないでしょうか。

炎症性腸疾患が少ない

シャイ博士らによる調査では、食事内容に関する追跡もおこなわれました。地中海型食生活の特徴については前項で述べた通りですが、最も多量の食物繊維を摂取していたのも、地中海式ダイエットをおこなったグループでした(最初の2年間の調査データによる)。温暖な気候を生かし、ブドウや柑橘類、オリーブなどの果物、トマト、ズッキーニなど野菜の栽培も盛んなのが地中海沿岸地域です。したがって、食物繊維の摂取量が多くなるのも頷けます。

このほか、地中海式ダイエットのグループでは一価不飽和脂肪酸(オレイン酸など)と飽和脂肪酸の比率も最大であることも判明しました。どういうことかというと、オレイン酸(オリーブオイルに多く含まれる)の摂取量と、飽和脂肪酸(肉の脂身やショートニングなどに含まれる)の摂取量との差が3つのグループ中、最大だったということです。同じ油でも、オリーブオイルなどを主体とした油をより多く、肉類などを主体とする油をより少なく摂っていたわけです。

飽和脂肪酸は動脈硬化の原因になるのに対して、一価不飽和脂肪酸は動脈硬化への予防効果があることが知られています。動脈硬化は、メタボリックシンドロームや生活習慣病と密接に関わっていますから、動脈硬化を予防できる地中海型食生活が、ひいてはメタボリックシンドロームや生活習慣病の予防にも有効であることがおわかりいただけるはずです。

さらに、地中海型食生活をしている地域は、難病の非特異的炎症性腸疾患である潰瘍性大腸炎やクローン病の発病率が低い地域として知られていました。

炎症性腸疾患の発病率と食生活との関連については、1980年代のヨーロッパのデータを見ると、肉類、バター、乳製品を比較的多く摂る北ヨーロッパと比較して、食物繊維やオリーブオイルを多く摂取し、肉類や乳製品の摂取が比較的少ない地中海型食生活をおこなっている南ヨーロッパのほうが、クローン病、潰瘍性大腸炎の発病率がともに低いことがわかります。

80年代のデータは古いと感じる人がいるかもしれませんが、これは地中海型料理の国際研究会でも、地中海型食生活の定義を「1960～80年代の地中海食（南イタリア、スペイン、ギリシャなど）」としていることによります。現代の地中海沿岸地域は、ファストフード食の侵食に伴い、「沖縄クライシス」に似た状況の地域（食生活の変化がその地域に暮らす人びとの健康に大きな影響を与える状況）が生まれている、と考えるためです。

ちなみに、日本での炎症性腸疾患をめぐる事情は次の通りです。

1960年代以前の日本では、クローン病、潰瘍性大腸炎はともに発病率が低かったのですが、60年代を境に現在までは右肩上がりで増加傾向にあります。潰瘍性大腸炎について述べるなら、現在日本には22万名超の患者がおり、これはアメリカに次いで世界第2位の数字です。

この事実と、日本人の食生活における変化が加速した（特に80年代以降）事実は、無関係ではありません。つまり、肉類の摂取量と食用油（主としてリノール酸含有量の多い調合油）の摂取量が増え、魚介類の摂取量が低下していったことが、腸の疾患の増加と関係しているということです。

潰瘍性大腸炎の増加や再発を予防し、症状を緩和させるためにも、野菜、果実、穀物、魚介類の摂取が豊富でオリーブオイルなどを主体とする地中海型食生活を試してみることには大きな意味があるのです。

「地中海型食生活」に欠かせないオリーブオイルの魅力

「地中海型食生活」の一番の特徴は、なんといってもオリーブオイルをふんだんに使っていることです。最近ではすっかりお馴染みになったオリーブオイルですが、2004年にはスペインで「オリーブオイルの健康的な作用に関する国際会議」が開かれました。その会議での、スペイン・レイナソフィア大学病院による報告を要約したものが、以下の8か条です。

1　加齢が先進国で大きな関心を表すのは、アテローム性動脈硬化、パーキンソン病、アルツハイマー病、血管性認知症、認識低下、糖尿病およびがんのような病状に、

2　多数の人々が関わっているためである。
地中海型の食事（オリーブオイルが多い）は心臓血管系疾患のリスクを低下させることを、疫学研究が示唆している。

3　オリーブオイルの多い地中海型の食事は、リポタンパク組成、血圧、グルコース代謝および抗血栓状況などの主な心臓血管系疾患の危険因子を改善する。内皮機能、炎症および酸化のストレスも良い方向に修正される。こうした作用の一部は、オリーブオイルの微量成分（オリーブポリフェノール）によって生じる。そのため、地中海型の食事の定義にはオリーブオイルを入れるべきである。

4　一価不飽和脂肪酸の摂取は、加齢関連の認識低下およびアルツハイマー病への予防作用があると思われ、ヒトで実施された各種の観察研究で示された。

5　オリーブオイル由来の微量成分（オリーブポリフェノール）は、ヒトの体内に吸収されて初めて利用でき、抗酸化特性および内皮機能を改善する能力を示した。そのうえ、それは止血（凝固態）を変化させて、抗血栓性を示す。

6　住民が伝統的な地中海型の食事を実行したスペイン、ギリシャおよびイタリアなどの諸国では、オリーブオイルが主な油脂源であり、がんの発症率が北欧諸国よりも低かった。

7 オリーブオイルの保護作用は、生後数十年の間最も重要でありうるので、オリーブオイル摂取による食事を思春期の前に開始し、一生維持すべきである。

8 オリーブオイルを基調とした地中海型の食事は、健康的な加齢および寿命の延長と両立することを、最近の研究が一致して裏づけている。しかし最近の研究の著しい発展にもかかわらず、有効性に対するオリーブオイルの各種成分の特定メカニズムおよび寄与する役割に関する最終的な証明をするには、さらなる研究を必要とする。

少し難しいと感じる人もいるかもしれませんが、ここではオリーブオイルが持つ効用と秘める可能性がたくさん報告されています。「心臓血管系疾患のリスク低下」や「抗酸化特性」「健康的な加齢」「長寿」などとの直接の因果関係を証明するには至っていないものの、オリーブオイルが備える力がどれほど大きいかについては、わかっていただけるのではないでしょうか。

動脈硬化、糖尿病予防にも効果的なオリーブオイル

オリーブオイルが糖尿病に対して効果を持つことが、次第にわかってきています。

血糖値をコントロールするインスリンというホルモンは、太っている人ではその働きが弱まっていることがあります。インスリンの働きが弱まると、血糖値を下げるために本来より多くのインスリンを分泌する必要が生じます。なかなかインスリンが分泌されず、血糖値が下がらない状態が続くことで糖尿病になってしまうわけですが、アイルランドのトリニティカレッジのトムキン教授らは、このインスリンの働きとオリーブオイルの関係について、次のような調査をおこないました（QJM誌93：85〜91　2000年2月）。

インスリン抵抗性（インスリンが分泌されても血糖値が下がらない、インスリンの働きが弱まった状態）の糖尿病患者さん11名に、2か月間、オレイン酸（オリーブオイルに含まれる）の多い食事を摂ってもらい、リノール酸が多い食事を摂ってもらった場合と比較したのです。その結果、オレイン酸の多い食事を摂った場合のほうが、インスリ

ンの働きが向上した（インスリン抵抗性が改善した）、と報告されました。

つまりオリーブオイルは、インスリンの働きを改善させ、血液中のインスリン濃度を下げる効果を持ち、ひいては糖尿病改善に有効だということです。

糖尿病の患者さんを悩ませるのは、インスリンの問題だけではありません。糖尿病によって引き起こされる動脈硬化症も、患者さんを悩ませています。前項で「心臓血管系疾患のリスクを低下」させることや「抗酸化特性」が報告されていることと関係しますが、オリーブオイルは、この動脈硬化症予防にも効果を発揮します。

これについては、アメリカ食品医薬品局（ＦＤＡ）による提言があります。ＦＤＡは、日本でいうと厚生労働省にあたる組織です。その提言とは、ほかの油脂の代わりに、１日約大さじ2杯のオリーブオイルを摂ることで、冠動脈疾患（動脈硬化症）のリスクが低下する、というものです（２００４年11月2日付「ニューヨーク・タイムズ」）。これは、オリーブオイルに含まれるオレイン酸が、悪玉コレステロール（ＬＤＬ）を減らし、善玉コレステロール（ＨＤＬ）を維持、または増加させる働きによるものです。

２０１1年には、ヨーロッパ食品安全機関（ＥＦＳＡ）が、オリーブオイルに含まれるポリフェノール（オレウロペインやハイドロキシチロールなど）が、低密度リポタンパク（ＬＤＬ）粒子の酸化障害を予防する、という健康強調表示をおこないました。ＬＤＬの酸化が進むことで動脈硬化が起こるわけですから、つまりオリーブオイルの抗酸化作用により動脈硬化が予防される、ということです。

「豊富な食物繊維」と「海の恵み」

オリーブオイルを摂取することに加え「豊富な食物繊維」と「海の恵み」を豊富に摂取できる食生活が地中海型食生活だ、ともいえます。

主食の穀物（パスタ、パンなど）のほか、代表的な家庭料理にふんだんに使われる野菜、豆類、またデザートの果物、ナッツ類などには、食物繊維が豊富に含まれています。腸（小腸・大腸）に良い食事であることはいうまでもありません。

調理法という観点から見ても、地中海型食生活には食物繊維を上手に摂るための工夫が加えられています。たとえば欧米風の野菜サラダでは、生野菜が使われることがほとんどですが、生野菜で１日に必要な量の食物繊維を摂取するのは至難の業です。

一方、地中海食では、かさを減らしつつたっぷりの食物繊維を摂る調理法が発達しているのです。具体的には、ラタトゥイユ（野菜の煮込み）、カポナータ（野菜の炒め煮）などです。どちらも季節の野菜をふんだんに使うことができ、具だくさんのメニューとなります。

もうひとつのポイント、「海の恵み」についてはどうでしょうか。地中海に接しているわけですから、魚料理はたいへん身近です。さらに地中海食では大量のトマトが使われることがよくありますが、トマトは魚、特に青魚と相性が良いのです。煮込むだけでなく、パスタと和えるなど、さまざまな調理のバリエーションが広がります。

また、イタリア料理によく使われるアンチョビは、正しくはカタクチイワシ科の小魚の総称です。日本では塩漬けされた小魚という印象が強いかもしれませんが、この「塩漬け」のアンチョビは、塩水に漬けた小魚を熟成・発酵させてオリーブオイルを加えたものです。地中海食では、塩漬けにせずアンチョビをそのまま食べたり、パスタやピザの具にしたり、ソースに加えて調味料にしたりして、幅広いメニューで使われています。

これら青魚の脂には、ＥＰＡやＤＨＡが豊富に含まれています。ＥＰＡには中性脂肪を抑える働きがあり、ＤＨＡとともに血栓を予防します。また両方とも、血液をサラサラにすることでも知られています。日常的に青魚を食べていれば、動脈硬化や高脂血症など、血管にまつわる病気のリスクを下げることができます。

地中海食ではまた、青魚以外にも白身魚や貝類、カニやエビといった甲殻類などをよく使用します。フランス南部で親しまれているブイヤベースは、近海の小魚やエビがふんだんに入った海鮮スープです（日本でいうなら漁師鍋といったところでしょうか）。

スペイン・バレンシア地方の伝統料理であるパエリアも、「海の恵み」を取り入れた代表的な地中海食です。米に魚介類、野菜などの具材を、オリーブオイルやサフランで香りづけして煮込んだものですが、日本でもたいへん人気の高いスペイン料理となっています。

和食が健康食だったのは昔の話

和食といえばヘルシーな食事の代名詞のように語られるようになった昨今ですが、「和食だったら何を食べても健康的」といった漠然としたイメージがいつまでも拭えない現状があるのではないでしょうか。

しかし実際は、和食は時代による変化の大波を被っているのです。

戦後、日本人の食生活は大きく変化しています。その変化の度合いは、特に東京オリンピックが開催された１９６４年前後を境に大きくなっています。

１９６０年代と比較すると、現代に近づくほど穀物の摂取量が減少し、肉類、乳製品の摂取量が増加しています。いっぽう、摂取エネルギー量はあまり変化していません。

こうした食品摂取量の変化のなかで、大腸がんや潰瘍性大腸炎、糖尿病などの疾病が増加してきたのです。不思議なのは、穀物を多く摂取していた１９６０年代よりも、穀物摂取量の少ない現在のほうが、糖尿病の罹患数が30～35倍も増えていることです。つまり、穀類などの炭水化物を多く摂っていた時代のほうが、糖尿病になる人が少なかったということです。

さらに２つ注目したいのは、米や雑穀類などの摂取量が減少すると同時に、食物繊維の摂取量も減っていったことと、１９６０年代を境に、植物性乳酸菌を多く含む味噌やしょうゆ、漬物などの消費が減ったことです。現在では、動物性乳酸菌の摂取量のほうが多くなっています。また、それに伴って、魚介類の摂取量も減少しています。穀物、食物繊維、魚介類の摂取量が減り、肉類、乳製品、加工食品の摂取量が増加しているという事実は、日本人の腸への負担が年々大きくなっていることを物語っています。

そこで、いまの食生活の余計なものを省き、足りないところを補うためにぴったりなのが、これからご紹介する「地中海式和食」なのです。

パート3 「地中海式和食」とは

私が考える理想の食スタイルである「地中海式和食」とは、「地中海型食生活」との共通点を持ち、食物繊維を含む食品や魚を多く摂ることができます。腸(小腸・大腸)の健康と長寿を考えたとき、地中海型食生活と伝統的な和食のそれぞれの長所を組み合わせて考案したスタイルが「地中海式和食」だといえます。

ちなみに、私がここで紹介する「地中海式和食」における「和食」とは、「一汁三菜という多くの種類の食品を摂れる食事スタイル」「動物性油脂を用いない代わりに、出汁のうま味を用いる料理法」を前提とした、いわゆる「昔からの和食（家庭食）」を指す、ということを最初に断っておきます。

地中海食ピラミッド

次に、和食と地中海食を組み合わせた「地中海式和食」についての理解をさらに深めていただきましょう。まずは次ページの図をご覧ください。「地中海式和食」がメタボリックシンドロームや生活習慣病の予防に役立ち、栄養学的にもバランスがとれていることがおわかりいただけるでしょう。

地中海式和食のピラミッドで、土台をなす項目は、多く食べるべき食品・食材です。たとえば米や玄米、大麦（もち麦）のほか、地中海食でお馴染みのパスタやパンといった穀類と、果物や豆類、野菜などになります。この土台にある食品は、健康な体の土台もつくってくれるので、毎日欠かさず摂ってほしいものです。

次に、たくさんでなくてもいいものの、毎日摂ってほしい食品が、魚、オリーブオイ

地中海式和食のピラミッド

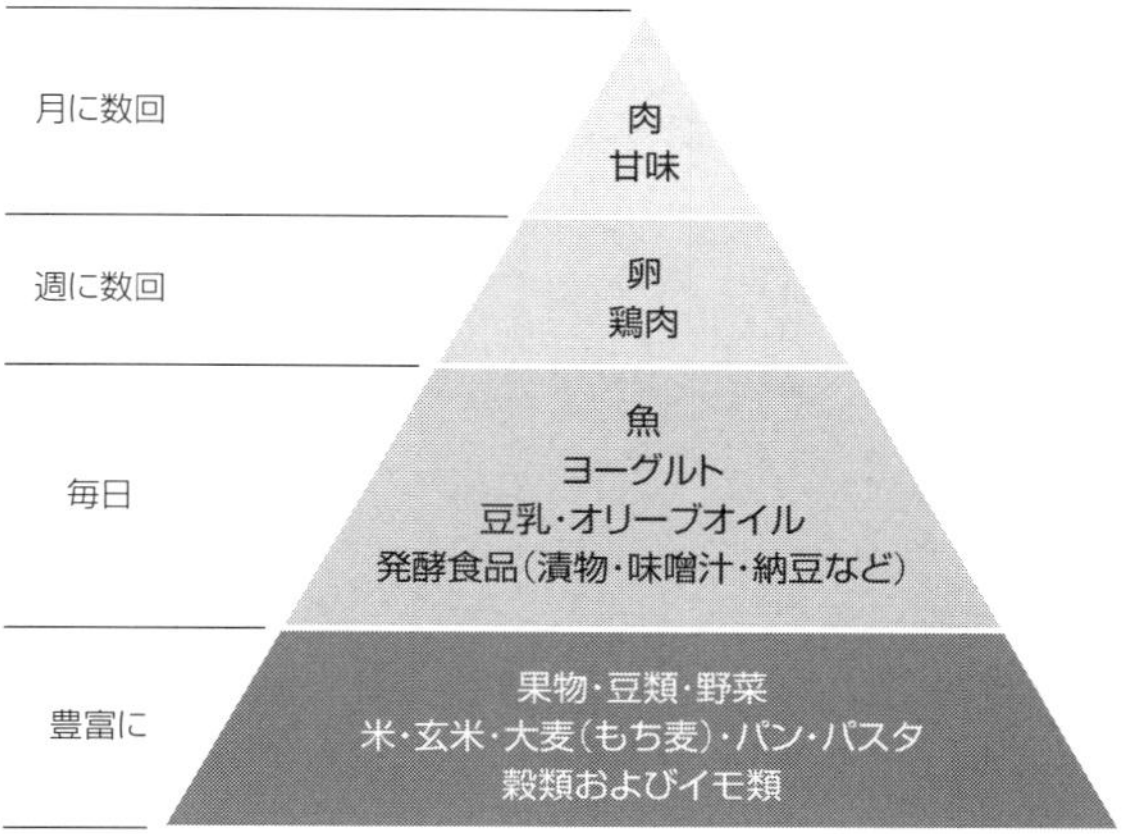

ルや植物性乳酸菌（漬物、味噌、しょうゆなど）、少量のヨーグルト（低脂肪あるいは無脂肪のものがより良い）、豆乳などです。これらはどれも、腸内の善玉菌を増やし、腸内環境を整える作用のある食品です。植物性乳酸菌を食材から毎日摂るのが難しいという人は、市販の植物性乳酸菌入り飲料を上手に利用するのもいい方法でしょう。

最後にピラミッドの上2段を見ましょう。牛肉や豚肉、甘いものは月に数回、鶏肉や卵は週に数回にとどめてください。出汁や薬味を利用して、塩分の摂取も意識的に減らしてみてください。

地中海式和食の魅力・メニューのポイント

現代の日本人に不足しがちな食物繊維や発酵食品などの植物性乳酸菌などを摂れることに加え、コレステロール値などの改善に効果のあるオリーブオイルを取り入れているところが、地中海式和食の最大の魅力です。

しかし、「具体的にはどういう料理をつくればいいの？」との疑問が湧く人もいるでしょう。必要以上に豪華なメニューをつくろうとしたり、それほど難しく考えたりせず、まずは食用油をオリーブオイルに替える、家庭で普段摂っている食事に野菜中心のメニューを1品加える、メインディッシュは魚にする、といったところから始めてみてはいかがでしょうか。

普段の食事に応用が利き、比較的容易にできる「地中海式和食」のポイントと、それに合った調理法を、以下にまとめてみました。

ポイント1　オリーブオイルを豊富に摂る

●かぼちゃと玄米フレークのサラダ

かぼちゃ（1／4個）を一口大に切って蒸し上げます。レタス（4枚）は手で適当な大きさにちぎって氷水で冷やしておきます。器にレタス、蒸したかぼちゃ、玄米フレーク（60グラム）を盛ります。オリーブオイル（大さじ2）、ヨーグルト（大さじ4）、レモン汁（小さじ1）、ニンニクのすりおろし少々を混ぜ、塩・こしょうを加えてドレッシングをつくります。このドレッシングを、材料を盛った器にまわしかけます。お好みでハーブを添えるのもお勧めです。

ポイント2 野菜と魚介類を豊富に摂る

●白身魚とたっぷり野菜のホイル焼き

二重にしたホイルの上に、きのこやタマネギ、ピーマンなどを薄切りにしたものを並べ、鮭や白身魚をのせ、白ワインと少量のオリーブオイルをふりかけます。ホイルの口をきちんと閉じ、フライパンに入れて水100ミリリットルを入れます。あとは蓋をして強火で蒸し焼きにするだけです。

野菜はほかに、キャベツや小松菜、ホウレンソウ、ニンジンなどを使ってもいいでしょう。きのこはエノキやシイタケでも、しめじやエリンギでも、お好みのものを選びましょう。魚の代わりに肉を使う場合は、淡泊な鶏のささみや胸肉がいいでしょう。

ポイント3　生魚を摂る

●生魚のカルパッチョ

加熱せず、生のままで魚を摂ることの利点は、魚の持つたんぱく質、オメガ3（青魚やアマニ油などに含まれる、別名DHA・EPA）といった栄養素を破壊せずに体内に吸収できることです。

赤身のまぐろや白身魚に塩・こしょうを振り、オリーブオイルをまわしかければ出来上がりです。お好みでライムやレモンを搾ってかけます。カルパッチョは食材選びが大切です。カンパチ、サーモンなど脂肪分の多い魚ではなく、淡泊な刺身や青魚を使うのがいいでしょう。

ポイント4 穀物(主食)を上手に摂る

●ライ麦パン、オリーブオイル添え

朝食にパンを摂る人は多く、マーガリンを塗って食べる人も多く見受けられます。マーガリンはリノール酸を多く含むので、代わりにオリーブオイルを使うといいのです。パンを選ぶときは、バターなどが多く使われたソフトな生地のものより、ライ麦や胚芽入りのパンがいいでしょう。パサパサした食感が苦手な人こそ、上質のオリーブオイルをつけて食べると、より美味しくパンを味わえるはずです。

また、米ともち麦を2対1で炊くもち麦ごはんやもち麦パンもお勧めです。

ポイント5 たんぱく質を上手に摂る

●イタリア風冷や奴

冷や奴にオリーブオイルをかけるだけで、いつもの和食がイタリアンの前菜に早変わりします。キムチやバジルソースなどをプラスしてもいいでしょう。豆腐はたんぱく質が豊富で脂質が少なく、毎日でも摂りたい食材です。

ポイント6　蒸し料理の頻度を増やす

●蒸し鶏ときのこのオリーブソースがけ

塩・こしょうを振った鶏の胸肉（ないときは白身魚でもＯＫ）を蒸します。パプリカやきのこなどを一緒に蒸してもいいでしょう。蒸し上がったらレモン汁とオリーブオイルをまわしかけます。

脂肪分の少ない調理法は、やはり蒸し料理です。そうはいっても、油をまったく摂らないでいると、物足りなさを感じてしまうでしょう。そんな場合は、ソースやドレッシングにオリーブオイルを混ぜるといいのです。ポン酢にオリーブオイル、ノンオイルドレッシングにオリーブオイル、酢味噌にオリーブオイルを混ぜ（これを私はオリーブ酢味噌と命名しました）、それを肉・魚・野菜などにかけるだけです。少しの工夫で、美味しさや満足度が一気にアップします。

ちなみに、ＥＸＶオリーブオイルは、製造工程において余分な精製を一切おこなわないバージンオイルのなかでも、最も品質の高いオイルです。もともとオリーブオイルは酸化しにくいのですが、このＥＸＶオリーブオイルは特に酸化しにくいという特徴があります。フルーティーで新鮮な香りも楽しめるので、ドレッシングにしたり、パンにつけたり、料理にそのままかけたりするのには最適です。

ポイント7　発酵食品（植物性乳酸菌）や出汁を多く摂る

●鮭と大根のべったら風

皮を剝いた大根（120グラム）は7ミリ幅でいちょう切りにします。刺身用の鮭（100グラム）は一口大にし、みりん（大さじ3）は鍋に入れて沸騰させアルコールを飛ばしておきます。これらと、切り昆布（2グラム）、塩麴（大さじ3）、甘酒（大さじ1）をすべて混ぜて密封容器に入れ、冷蔵庫に入れます。1日味を馴染ませたら出来上がりです。

このように、地中海式和食とは、家庭料理のなかにオリーブオイルや植物性乳酸菌を上手に取り入れて、美味しく健康的に食べる方法なのです。

地中海型食生活と和食の違いは、オリーブオイルを摂るか摂らないかと、発酵食品

（植物性乳酸菌）や出汁を多く摂るか摂らないか、この2点だけです。

そのうえで、両方の食スタイルの良いところをとったのが「地中海式和食」です。

極論すると、日本の一汁三菜の食事にオリーブオイルを上手に取り入れれば、「地中海式和食」が出来上がります。

第4章まとめ

①アンチエイジングの3つの柱を忘れずに
ⅰ）カロリー制限　ⅱ）抗酸化　ⅲ）腸内環境
②長寿（腸寿）の味方、地中海型食生活
③100歳長寿には和食よりも地中海式和食
ⅰ）オリーブオイルを毎日摂る
ⅱ）主食をもち麦ごはん、ライ麦パン、パスタに
ⅲ）野菜、果実、ナッツ類を豊富に摂る
ⅳ）魚は毎日、肉は月に数回程度

v）漬物、味噌汁、納豆等の発酵食品を毎日摂る
vi）酒を飲むなら1週間に3回、ワイン一杯程度

最近アメリカでおこなわれた、便秘が患者の生存率に及ぼす影響を調べた調査結果によると、ミネソタ州に住む、1988年から93年の間に20歳以上だった人（3993名）のなかで、慢性的な便秘がある人とない人を2008年まで追跡調査したところ、慢性的な便秘なしと答えた人の方が、明らかに生存率が高かったと報告されたのです(J.Y. Chang et al. The American Journal of Gastroenterology 105:822-832・2010年)。つまり、老廃物を排出して腸内環境を良好にしておいたほうがさまざまな病気にかかりにくく、生存率も高いともいえるのです。

人は、誰もが老化していきます。そして誰もが、その老化を少しでも遅らせて長生きしたいと思っているでしょう。日本人の平均寿命は、男性80・98歳、女性87・14歳。健康寿命は、男性71・2歳、女性74・2歳と世界有数の長寿国となりました。100歳まで生きることも決して夢ではないのです。

そして、ただ長寿になりたいのではなく、健康なまま天寿を全うしたいと思う人が多いでしょう。そのためにも腸内環境を整えて、健康長寿を得たいものです。それは決して困難なことではなく、本書では誰にでもできる簡単な方法をご紹介しています。

たとえば、本書で提示した腸を確実に動かす（マグネシウム製剤などの下剤を有意に減量できる）７つの食材を思い出してください。①オリーブオイル（ＥＸＶオリーブオイルなら尚よし）②水溶性食物繊維　③ココア（カカオ70％のもの）④オリゴ糖　⑤植物性乳酸菌（ラブレ菌）⑥キウイフルーツ　⑦もち麦です。この７つは誰もが簡単に手に入れることができて、しかもリーズナブル（サプリメントよりはるかに安い）で、効果的です。ぜひこれらのものを上手に美味しく日常の食生活のなかに取り入れて、快適生活を送ることで、１００歳までの健康長寿を手に入れてください。

最後になりましたが、本書の編集を担当していただいた、伊東朋夏氏に深く御礼申し上げます。

２０１７年12月１日

松生恒夫

著者略歴

松生恒夫《まついけつねお》

一九五五年東京都生まれ。松生クリニック院長。医学博士。
八〇年、東京慈恵会医科大学卒業。
同大学第三病院内科助手、松島病院大腸肛門病センター診療部長を経て、
二〇〇四年一月より現職。
日本内科学会認定医、日本消化器内視鏡学会専門医・指導医、
日本消化器病学会認定専門医。
『老いない腸をつくる』(平凡社新書)、
『腸はぜったい冷やすな!』(光文社新書)など著書多数。

幻冬舎新書 481

寿命の9割は腸で決まる

二〇一八年一月二十日　第一刷発行
二〇一八年五月二十五日　第四刷発行

著者　松生恒夫

発行人　見城　徹

編集人　志儀保博

発行所　株式会社　幻冬舎
〒一五一—〇〇五一　東京都渋谷区千駄ヶ谷四—九—七
電話　〇三—五四一一—六二一一（編集）
〇三—五四一一—六二二二（営業）
振替　〇〇一二〇—八—七六七六四三

ブックデザイン　鈴木成一デザイン室

印刷・製本所　株式会社　光邦

Printed in Japan　ISBN978-4-344-98482-0 C0295
ま-11-1

幻冬舎ホームページアドレス http://www.gentosha.co.jp/
*この本に関するご意見・ご感想をメールでお寄せいただく場合は、comment@gentosha.co.jp まで。

幻冬舎新書

吉沢久子

100歳まで生きる手抜き論

ようやくわかった長寿のコツ

一度きりの人生、誰もが１００歳まで元気に生きたいと願うが、それが叶うのはほんの一握り。ならば長生きできる人とそうでない人は何が違うのか？　手を抜くコツがわかると人生は激変する！

岡田尊司

真面目な人は長生きする

八十年にわたる寿命研究が解き明かす驚愕の真実

米国での八十年に及ぶ長寿研究の結果が近年明らかとなった。もっとも重要なのは性格であり生き方であり愛する人との絆だった。早死にのリスクを減らすには？　驚きの真実と珠玉の知恵に満ちた一冊。

白澤卓二

寿命は30年延びる

長寿遺伝子を鍛えれば、みるみる若返るシンプル習慣術

寿命を延ばす長寿遺伝子は、すべての人間に備わっているが、機能が眠ったままの人と活発な人に分かれる。働きを活発にするスイッチは、食事、睡眠、運動。アンチエイジング実践術の決定版。

辨野義己

大《だい》便《べん》通《つう》

知っているようで知らない大腸・便・腸内細菌

ふだん目を背けて生活しているが、日本人は一生に約8・8トンの大便をする。大腸と腸内細菌の最前線を読み解き「大便通」になることで「大便通」が訪れる、すぐに始められる健康の科学。